ESSAI

SUR

LA PATHOGÉNIE

DU CRÉTINISME

Le goître est le père du crétinisme.

FABRE.

PAR

VERDAN

Docteur en médecine de la Faculté de Paris,
Médecin stagiaire au Val-de-Grâce.

PARIS

A. PARENT, IMPRIMEUR DE LA FACULTÉ DE MÉDECINE

A. DAVY, successeur

29-31, RUE MONSIEUR-LE-PRINCE.

1883

ESSAI

SUR

LA PATHOGÉNIE

DU CRÉTINISME

> Le goitre est le père du
> crétinisme.
>
> FABRE.

PAR

VERDAN

Docteur en médecine de la Faculté de Paris,
Médecin stagiaire au Val-de-Grâce.

PARIS

A. PARENT, IMPRIMEUR DE LA FACULTÉ DE MÉDECINE

A. DAVY, successeur

29-31, RUE MONSIEUR-LE-PRINCE.

—

1883

A LA MÉMOIRE DE MON PÈRE ET DE MA MÈRE

A MES FRÈRES

A MES PARENTS

A MES AMIS

ESSAI

SUR LA

PATHOGÉNIE DU CRÉTINISME

AVANT-PROPOS.

Quoiqu'élevé dans une des vallées de la Haute-Savoie les moins atteintes par l'endémie, nous avons cependant vu assez de goitres pour que notre attention ait été depuis longtemps éveillée sur cette affection.

Dès le début de nos études médicales, nous avions l'intention de faire des recherches sur l'étiologie du goitre, mais nous n'avons pas tardé à nous apercevoir que ce sujet était bien au-dessus de nos forces, et surtout demandait plus de temps que nous n'en avions à y consacrer. Néanmoins c'était avec regret que nous abandonnions cette question qui nous intéressait à un double point de vue : tant comme médecin militaire que comme enfant de la Savoie.

Nous rappelant alors ces êtres si difformes et si dépourvus, ces sortes de gardiens du foyer, que les familles vénèrent avec la résignation que donne la foi religieuse aux gens convaincus, nous rappelant, en outre, que nous avions rencontré ces crétins, puisque c'est leur nom, seulement dans les communes les plus infectées, nous nous étions demandé d'abord si l'on est goitreux parce que l'on est crétin ou menacé de crétinisme, ou inversement si l'on est crétin parce que l'on est goitreux.

Alors, étudiant la question tant dans les auteurs que sur les sujets eux-mêmes, nous n'avons pas tardé à nous convaincre que l'on est crétin parce que l'on est goitreux. Comment le goitre produit-il le crétinisme? Tel est le problème que nous avons essayé de résoudre ici, en nous basant autant que possible sur l'anatomie et la physiologie.

Nous ne nous sommes jamais fait illusion sur la difficulté d'un tel problème et nous ne prétendons pas apporter une solution exempte de critique : exposer sur la pathogénie du crétinisme une manière de voir qui nous a paru aussi simple que rationnelle; indiquer les conditions qui nous paraissent les plus favorables à son éclaircissement; poser les jalons d'une étude que nous comptons bien reprendre plus tard, tel a été notre but.

Notre situation de stagiaire à l'Ecole d'application de médecine et de pharmacie militaires ne nous ayant laissé que nos veilles pour la rédaction de ce travail, on voudra bien nous pardonner d'avoir écourté quelquefois et négligé certaines parties qui, sans se rapporter directement à la question, n'auraient pas manqué d'intérêt.

Nous demandons grâce aussi pour le français et pour le style : nous n'avons pas eu le temps de polir nos phrases.

Nous avons fait ce travail seul et de notre propre initiative; aussi, sachant bien que beaucoup des faits que nous avançons seront vivement contestés, nous en assumons toute la responsabilité.

Que notre confrère et ami, M. Boimont, praticien distingué de Saint-Joire, qui ne nous a refusé ni son temps ni ses connaissances, ni ses excellents conseils, veuille bien accepter ici nos remerciements.

Que nos maîtres, M. le professeur Lépine, de Lyon, dont le dévouement ne nous a jamais fait défaut, et M. le professeur Ball, qui a bien voulu présider la soutenance de cette dissertation inaugurale, reçoivent ici l'expression de notre plus vive reconnaissance.

Merci également à M. le professeur Zahn, de Genève, pour les renseignements qu'il a bien voulu nous donner sans nous connaître.

Merci enfin à nos amis MM. G. Weber et J. Wœhling, dont nous avons mis à contribution la connaissance approfondie de la langue allemande.

CHAPITRE PREMIER.

Nous n'essayerons pas de donner ici une définition du crétinisme, car nous ne connaissons pas assez cette affection pour pouvoir la définir convenablement. Ici, il nous suffira de dire que de toutes les affections qui pèsent sur l'humanité, celle qui, prenant l'homme presque à sa naissance, le rend, tant au physique qu'au moral, l'être le plus dégradé de notre espèce, doit être regardée comme la plus cruelle et la plus digne de l'attention des savants.

Le plus grand supplice qu'impose le crétinisme n'est pas pour le patient, lequel ne souffre pas et ne se rend pas compte de son état, mais bien pour les parents, dont le désespoir n'a d'égal que l'impuissance de notre thérapeutique.

Chacun, soit dans son propre pays, soit dans ses voyages, a pu voir ces déshérités de la nature qui, sur un corps souvent des plus difformes, portent en équilibre instable une tête qui n'a jamais pu trouver place dans les classifications des anthropologistes. Par quel mécanisme la maladie a-t-elle pu déformer ces êtres au point d'en faire des objets de curiosité pour les passants? En un mot, quelle est la cause immédiate du crétinisme ? Telle est le problème que nous nous sommes posé, et que nous essayerons de résoudre avec le peu de connaissances que nous avons acquises, tant dans les auteurs que dans les localités infectées.

Disons d'abord que le crétinisme est une des rares maladies auxquelles le vulgaire n'ait pas attribué une cause immédiate. Les populations des pays infectés voient un peu le doigt de Dieu partout; et, souvent convaincus que l'Être suprême châtie ses amis, les familles s'estiment heureuses d'avoir un crétin pour les exempter des flammes de l'enfer, et le goitre pour exempter les jeunes gens du service militaire. Avoir un crétin dans une famille, on appelle ça porter sa croix, c'est-à-dire faire pénitence! Ce serait Dieu qui enverrait cet instrument d'expiation aux familles qu'il aime.

Ceci est parfait, c'est du reste l'œuvre de la Providence, et la cause est surnaturelle; il est donc inutile de s'en occuper. Aujourd'hui que le surnaturel perd du terrain à mesure que la physique en gagne, ce préjugé populaire, que les médecins ont pu partager jadis, ne saurait nous arrêter, et avec les données d'anatomie et de physiologie que nous possédons, il est de notre devoir de rechercher la cause physique et immédiate du crétinisme.

Cette cause a déjà excité la sagacité de bien des observateurs, et le nombre des théories qui ont été émises suffit seul à démontrer la difficulté du sujet. Tantôt on a regardé le crétinisme comme une maladie spéciale, une entité morbide tout à fait à part et n'ayant rien de commun avec le goitre; tantôt comme un des symptômes du goitre et réciproque-

ment ; tantôt comme la plus haute expression du rachitisme. Les uns en font une endémie spéciale,
d'autres y voient un arrêt de développement ; d'autres une affection cérébrale, d'autres, enfin, une
forme d'idiotie. Ce court énoncé démontre combien
on est peu fixé encore sur cette affection.

Pourquoi l'étude du crétinisme est-elle restée si en
retard, alors que celle des autres maladies, et surtout des maladies nerveuses, a fait tant de progrès ?
A notre avis, les raisons de ce retard sont les suivantes : 1° les crétins vivent dans des localités très
éloignées des grands centres, nous ne les voyons
pas dans les hôpitaux des grandes villes ; on ne peut
par conséquent les étudier avec soin. Si le hasard
en amène un dans un hôpital, ce n'est en général
qu'un demi-crétin, âgé, et dont l'autopsie n'offre
qu'un médiocre intérêt en tant que crétinisme.

2° Si les gouvernements, justement émus des dé-
sastres causés par la maladie, chargent une commission d'aller dans les localités pour l'étudier de près,
cette commission est composée d'hommes éminents
sans doute, mais qui ont tout, excepté la qualité essentielle pour leur étude. Cette qualité, à notre avis,
c'est d'être du pays et d'en connaître le patois pour
avoir accès dans les familles qui se défient des étrangers et n'aiment pas à exhiber une telle progéniture.
En outre, l'impuissance avérée de la thérapeutique
d'une part, le fanatisme religieux, les préjugés et le
manque d'instruction de l'autre, font et feront longtemps encore que les étrangers et surtout les savants
chargés d'une mission scientifique seront toujours

suspectés de curiosité malsaine ou d'intérêts tout autres que les intérêts scientifiques, quand ils voudront aller dans les familles, voir les crétins, mesurer leurs crânes, et interroger leurs antécédents.

3° Pour se faire une idée juste des causes immédiates de l'affection, nous croyons qu'il est indispenpensable de faire des autopsies de crétins jeunes, c'est-à-dire de crétins n'ayant pas dépassé l'âge où les lésions se produisent, où les causes immédiates du crétinisme existent dans toute leur pureté. Mais à cet âge, et c'est là qu'est la difficulté, les crétins sont entre les mains de leurs parents, auxquels on ne pourra jamais faire comprendre que l'autopsie d'un enfant n'a rien de déshonorant pour la famille.

Du reste, les auteurs, convaincus du grand rôle que joue le cerveau dans notre organisme, se sont surtout occupés de ses déformations, ainsi que de celles de la boîte osseuse qui le contient ; et voyant dans ces lésions la cause et non pas l'effet du crétinisme, ils ont passé sous silence ou au moins relégué au second plan des organes très importants dans le cas qui nous occupe. Guidés par cette opinion que l'on est crétin parce que l'on a un crâne déformé, ils ne se sont pas demandés comment se produisent ces déformations. Ceci s'explique quand on lit les relations d'autopsies qui ont presque toutes été faites sur des sujets relativement âgés, où l'on a trouvé les effets du crétinisme et non la cause, par la raison bien simple que celle-ci n'existe plus à cet âge. Cette cause, disons-le tout de suite, *c'est l'hypertro- phie du thymus*, et, comme cette glande disparaît à partir de 4 ans, il n'y a rien d'étonnant à ce que les auteurs restent muets sur ses altérations. Si on nous permet une comparaison, nous dirons que ceux qui se sont occupés de la cause prochaine du crétinisme ont cherché l'ennemi où il n'était pas, ou sont arrivés dans le camp alors qu'il n'y était plus.

On a trop oublié que le crétinismo est une affection rarement congénitale, jamais de l'adolescence, mais bien du premier âge, et par conséquent c'est l'anatomie et la pathologie de l'enfance qu'il faut interroger. Plus loin nous reviendrons sur ces assertions qui paraissent tout d'abord quelque peu hasardées, mais dont la vérité apparaîtra par l'exposé des développements qu'elles comportent.

Ceci dit, qu'on n'aille pas croire que nous avons été beaucoup plus heureux que nos devanciers, et que nous avons vaincu toutes les difficultés qui s'opposent à l'étude du crétinisme : non ; ni le temps dont nous disposions, ni notre situation de stagiaire au Val-de-Grâce ne nous le permettaient.

Partant d'un raisonnement qui sera développé dans le courant de ce mémoire, nous avons cherché à voir des sujets, à connaître en détail leur histoire et celle de leur famille, nous avons cherché enfin des autopsies de jeunes crétins, mais il nous a été jusqu'à présent impossible d'en trouver. Néanmoins les encouragements de plusieurs personnes, compétentes en la matière, nous ont décidé à publier cet essai, afin que les observateurs qui auront l'occasion de faire des autopsies aient l'attention éveillée du côté du médiastin antérieur, où siège à notre avis la *clef* du crétinisme.

Comme nous n'avons pas la prétention de faire ici un traité complet du crétinisme, nous ne discuterons pas l'étymologie du mot crétin (il est probable qu'il vient de chrétien), nous passerons aussi sous silence l'historique de la question de même que la bibliographie, que l'on pourra trouver tout au long dans les nombreux traités du goitre et du crétinisme que nous possédons, et surtout dans les remarquables articles qui ont été publiés par Baillarger et Krishaber dans le Dictionnaire encyclopédique des sciences médicales, et par M. Lunier dans le Nouveau dictionnaire de médecine et de chirurgie pratiques.

Nous suivrons, dans ce court exposé, la méthode que nous avons suivie pour étudier la question nous-même, c'est-à-dire qu'après avoir décrit en quelques mots les particularités que présente l'aspect extérieur du crétin, nous passerons à son anatomie pathologique, et, avec ces données, nous essayerons de rétablir les faits dans leur ordre naturel et d'éclaircir cette question encore si obscure, la pathogénie du crétinisme.

Pourquoi ces enfants qui, en général, naissent comme les autres, voient-ils à un moment donné leur développement s'arrêter, et leur crâne prendre une forme si bizarre ? Voilà la question qui se pose ; nous n'avons pas la prétention de la résoudre complètement, mais si nous pouvons y contribuer quelque peu, et provoquer de nouvelles recherches sur la matière, notre but sera atteint.

CHAPITRE II.

CRÉTIN.

Un crétin est un fils de goitreux ou au moins un nourrisson de pays à goitre. Il est généralement né avec toutes les apparences de la santé, mais il s'est arrêté dans son développement vers l'âge de 12 à 20 mois, et, rétrogradant dès lors, il est devenu, tant au physique qu'au moral, l'être le plus difforme et le plus dégradé de notre espèce.

Un pinceau habile rendrait plus fidèlement que ne peut le faire la plume l'expression et la physionomie du crétin ; néanmoins, nous allons esquisser ce tableau aussi exactement que possible :

Qu'on se représente un être humain, ayant la taille de 1 mètre environ ; la tête aplatie d'avant en arrière et plus large que longue ; le front fuyant ; les yeux écartés et sans expression ; les lèvres grosses à type mongol ; les joues bouffies et flasques ; les dents cariées ; la bouche entr'ouverte ; la langue hypertrophiée et dépassant les arcades dentaires ; la face terne et petite, comparée au crâne ; la physionomie repoussante ; le rire grimaçant et stupide ; le cou gros et court, supportant mal la tête ; les jugulaires congestionnées et dilatées ; le thorax étroit ; le sternum procé-

minant ; le ventre en besace ; les membres trapus
et sans saillies musculaires, souvent incapables de
soutenir l'individu, la voie rauque ; la respiration pénible et ronflante ; figurons-nous cette malheureuse
créature dans les bras d'une mère goitreuse, mais
assez intelligente pour comprendre son infortune.
et nous aurons à grands traits l'aspect général du
crétin.

Anatomie. — Le vrai crétin, quelle que soit la
race à laquelle il appartienne, est essentiellement
brachycéphale ; la tête est grosse relativement au
corps, le crâne a subi des déformations particulières :
tantôt, et c'est le cas le plus général, les bosses occipitales sont aplaties et continuent le plan de la nuque ;
tantôt il n'y en a qu'une qui soit complètement plate,
c'est toujours celle sur laquelle reposait la tête de
l'enfant, quand il était au berceau ; les parents sont
très affirmatifs à ce sujet. Ceci se comprend du reste,
car les crétins comme les hydrocéphales sont incapables de tenir leur tête : s'ils sont debout, celle-ci
s'en va en arrière ; s'ils sont dans le décubitus dorsal,
elle tourne sur le côté.

Pour mieux faire saisir ces déformations et leur
mécanisme, prenons dans le décubitus dorsal un
enfant normalement conformé ; supposons un in-
stant sa tête ramollie soutenue par un plan résistant
animé dans le sens transversal de mouvements de
va-et-vient, et voyons ce qui va se produire. Cette
tête s'aplatira d'avant en arrière, le front deviendra
fuyant, les bosses frontales et occipitales, ces dernières surtout, seront remplacées par des méplats ;

les bosses pariétales deviendront très saillantes ; l'obélion sera porté en haut et en arrière ; les diamètres antéro-postérieurs et latéraux deviendront égaux ; l'occipital chassé en avant aura de la tendance à chevaucher sur les pariétaux ; le trou occipital et les condyles pressés par l'atlas seront portés vers la voûte ; et l'apophyse basilaire deviendra d'autant plus horizontale que la pression sur l'atlas aura été plus grande et le ramollissement plus accentué. Cette tête que nous venons de supposer est exactement la tête du crétin complet.

La tête de l'enfant qui se crétinise grossit à mesure que son intelligence diminue ; elle acquiert tout de suite le volume qu'elle conservera toujours de sorte que le crétin enfant a la même circonférence crânienne que l'adulte. C'est ce que prouvent suffisamment les tableaux du Dr Niepce : le plus jeune sujet mentionné dans ces tableaux est un enfant de 3 ans dont la taille est de 0,567 ; la circonférence de sa tête mesure 0,429. Le plus âgé des mêmes tableaux est un sujet de 51 ans dont la taille est 1,336 ; tandis que la circonférence de la tête est 0,430, comme on le voit, ces deux crétins qui ont une différence de taille de 0,769 n'ont que 0,06 pour la circonférence de la tête.

Les tableaux de M. Niepce nous apprennent en outre que le diamètre transversal du crâne diminue plutôt chez les crétins adultes. En effet si l'on compare le diamètre du crâne d'un crétin de 4 ans à celui de 13 autres crétins de 37 à 51 ans, donnés par cet auteur, on voit que chez 11 de ces derniers

le diamètre bipariétal est inférieur à celui de 4 ans.
Si l'on consulte Trémbotto, on trouve encore cet
excès du diamètre transversal plus accusé que dans
Niepce : ainsi sur 100 crânes de crétins qu'a mesurés
le célèbre auteur italien, on trouve que le diamètre
antéro-postérieur a varié de 28 à 30 centimètres, et
le transversal, d'un trou auditif à l'autre, de 32 à
36 cent. Cette différence eût été bien plus accusée
s'il eût mesuré au niveau des bosses pariétales.

Cette différence entre les mesures du médecin
d'Allevard et celles du médecin italien est-elle due
à la race ? Nous ne le croyons pas ; nous admettrions
plus volontiers que ce dernier a mesuré des crétins
plus complets, car les crétins parfaits n'atteignent
pas en général l'âge avancé qu'a noté M. Niepce
chez ceux qu'il a mesurés.

En somme, tête aplatie d'avant en arrière, asymétrique et se terminant en haut comme un moi-
gnon conique dont la suture sagittale occupe le
sommet, telle est à peu près la forme extérieure
du crâne du crétin.

Système pileux. — Leurs cheveux sont très fournis et très mal soignés ; la barbe fait à peu près
défaut, ce qui n'est pas étonnant, étant donnés les
rapports qui la lient au développement des organes
génitaux, qui sont atrophiés chez les vrais crétins.

Face. — A la face il existe un grand contraste
entre le squelette et les parties molles ; le premier
est petit, tandis que ces dernières sont dans un état
de bouffissure et d'œdème très prononcés ; à part la
coloration qui est spéciale, elle offre le type mongol

comme prognatisme, le type de la scrofule comme développement des lèvres, et le type du brigthique comme œdème et bouffissure. Cet assemblage forme une physionomie sans expression et tout à fait repoussante.

L'angle de la mâchoire inférieure est très obtus, de sorte que son arcade dépasse celle de la mâchoire supérieure ; les yeux sont souvent strabiques et très peu sensibles à la lumière.

Col. — Le cou, qui, après le crâne, est la partie la plus intéressante du crétin, est toujours très gros et très court ; il n'en est pas plus fort, car il ne peut soutenir la tête.

Cette épaisseur extraordinaire du cou est-elle due au goitre ? Oui, chez le demi-crétin, qui a en général un goître plus ou moins développé, le plus souvent libre au devant du cou et ne gênant en rien les organes voisins : chez le crétin complet, le goitre est beaucoup plus rare ; il devient l'exception. Ici, la grosseur du cou est le résultat d'un œdème analogue à celui de la face, et surtout d'une congestion intense de toutes les veines, à tel point que nous croyons que les auteurs ont souvent dû prendre pour un goitre une énorme dilatation des veines thyroïdiennes ; nous avons vu en effet un cas de ce genre chez un crétin âgé de 16 ans, dans la commune de Scionzier, près de Cluzes, Haute-Savoie. Nous avons cru d'abord à l'existence d'un goitre ordinaire, mais voyant que ce prétendu goitre variait de volume avec les mouvements respiratoires, et augmentait surtout quand nous faisions rire le sujet, nous pressâmes sur la tumeur, et peu à peu nous la vîmes disparaître sous nos doigts. Notre ami et confrère M. Boimont qui nous avait procuré ce magnifique spécimen, répéta l'expérience et admit comme nous que cette tumeur ne contenait que du sang veineux et qu'il n'y avait par conséquent pas goitre, mais dilatation des veines thyroïdiennes. Les jugulaires étaient aussi démesurément grosses et congestionnées.

Thorax. —Tous ont du cornage, de l'oppression; leur voix ressemble à un grognement; la plupart des demi-crétins qui se rendent compte de leurs impressions disent eux-mêmes en montrant leur four-chette sternale : « C'est là où ça me gêne. » En effet, ces malheureux ne peuvent faire un mouvement précipité sans en éprouver un gêne considérable dans la respiration. Beaucoup ont des accès d'étouffement qu'on a décrits comme de l'asthme; d'autres, non moins nombreux, ont des attaques d'épilepsie, mais des attaques singulières, caractérisées surtout par un état extatique et l'arrêt de la respiration. Nous reviendrons plus loin sur ces phénomènes.

Le thorax est généralement déformé, toujours très court, quelquefois large, mais le plus souvent, chez le crétin complet, il est comprimé latéralement, et le sternum fait saillie en avant. Chez la vraie crétine, les mammelles font défaut; chez la demi-crétine, elles sont grosses et pendantes. La même différence existe pour les organes génitaux : presque absents chez les vrais crétins, ils acquièrent quelquefois un très grand développement chez les crétineux. Les poils du pubis manquent dans les deux sexes. Les vrais crétins ne deviennent jamais pubères ; les crétineux le deviennent très tard.

Abdomen. — L'abdomen est bombé en avant, et tombe sur les cuisses comme une besace. L'ombilic par suite de l'arrêt du développement est resté très près du pubis ; le bassin même est souvent déformé.

Membres. — Les membres sont tantôt gros et courts, tantôt, au contraire, longs et grêles ; les mains sont larges, les doigts courts et épais ; les extrémités articulaires des os sont plus grosses ou du moins plus saillantes par suite de l'atrophie des masses musculaires.

Fonctions. — Les facultés intellectuelles sont en rapport avec les déformations du crâne ; les sens sont obtus ; souvent même l'un d'eux peut manquer complètement.

L'individu dégénéré possède à peine la sensation de la faim et l'instinct de la conservation. Ce n'est en réalité qu'une machine à digérer les aliments dont on le gave ; néanmoins il connaît les personnes qui le soignent ; mais il est gâteux et vit tout à fait étranger à ce qui l'entoure. Depuis cet état de dégradation absolue jusqu'aux pesants qui vivent de la vie commune, il y a une foule de degrés que nous ne décrirons pas, n'ayant pas l'intention d'être complet. Nous dirons seulement que le crétineux est paresseux (ce qui s'explique par l'état de ses muscles), poltron, gourmand, et qu'il recherche les excitants, surtout l'alcool et le tabac.

De toutes les facultés, la mémoire est certainement la moins atteinte. Un demi-crétin, par exemple, reconnaît parfaitement les personnes qui lui ont donné quelque chose. Ainsi, un crétineux, que nous étions allé visiter habillé en civil, nous reconnut fort bien huit jours après, quoique nous fussions en uniforme, et vint nous redemander de l'argent, du vin et du tabac.

Leurs mouvements sont lents; leur démarche titubante et incertaine; ils butient aux moindres obstacles et semblent courir après leur centre de gravité. Quelques-uns ne peuvent absolument pas se mouvoir et passent de longues années assis au coin du feu, comme les dieux lares de l'antiquité. Comme nous l'avons déjà dit plus haut, la respiration du crétin est embarrassée; il y a toujours chez lui un peu de tirage. Du reste le nombre et l'amplitude des mouvements respiratoires, toutes choses égales d'ailleurs, sont moindres que chez l'individu sain. Le nombre des pulsations est également inférieur, et, si on ajoute à cela qu'il respire, au fond d'un appartement sombre et humide, un air qui ne se renouvelle pas; qu'en outre il est habituellement mouillé par ses urines; on s'explique l'état anémique et la teinte cachectique qui le caractérisent.

Quant à la durée de la vie, en général chez les pesants et les crétineux, elle peut être assez longue. Ainsi on cite des cas de 50, 60 et même 70 ans. Il n'en est plus de même chez les crétins complets, qui ne dépassent guère la vingtième année. Quand, dans l'entourage de ces derniers, on prend des renseignements précis, on trouve que presque tous ont eu des frères morts très jeunes, c'est-à-dire de un à trois ans. Pour nous, ces enfants sont pour la plupart des crétins qui ne sont pas morts d'autre chose que du fait de leur crétinisme, et qui devraient bien entrer en ligne de compte quand on fait des statistiques sur l'augmentation ou la diminution du crétinisme dans une contrée. En effet, si l'on faisait une statistique ne comprenant que les crétins au-dessus de quatre ans par exemple, on pourrait s'exposer à une grave erreur et conclure à la diminution du crétinisme, alors qu'il aurait pu augmenter d'intensité. Car, plus il est intense, plus les sujets atteints ont de chances de mort avant quatre ans. Les chiffres reposant sur une statistique qui ne comprendrait que les crétins au-dessus de cet âge seraient donc d'autant plus faibles que la maladie aurait été plus meurtrière. L'hydrocéphalie, l'épilepsie, la méningite, les affections convulsives en un mot, sont les maladies auxquelles les crétins payent le plus large tribut.

CHAPITRE III.

EXAMEN NÉCROSCOPIQUE.

Malgré l'autorité des auteurs, tels que Malacarne, Fodéré, Akerman, Autenrieth, Serres, Niepce, Iphofen, Wunderlich, Virchow, etc., qui nous ont donné les résultats de leurs autopsies, nous croyons qu'il reste encore des lacunes à combler. Nous avons fait de vains efforts pour nous procurer une autopsie dans de bonnes conditions. Nous n'avons pas été heureux, et il ne nous a pas été donné de contrôler les descriptions des auteurs. Nous nous contenterons de réunir ici ce que nous avons trouvé dans leurs ouvrages.

Crâne. — La boîte crânienne a la forme générale qui a été décrite plus haut en parlant de l'aspect extérieur. Les os de la voûte sont généralement épais avec beaucoup de diploé ; quelquefois ils sont minces, éburnés. Les fosses occipitales manquent ; tous les trous de la base sont déformés et rétrécis ; la hauteur du crâne est diminuée ; il semble que les condyles occipitaux aient été refoulés de bas en haut par l'atlas, d'où il résulte que l'apophyse basilaire est horizontale et que sa gouttière est très peu marquée. La suture sphéno-basilaire se souderait tardivement pour quelques auteurs ; néanmoins Virchow a signalé des cas où elle était prématurée.

Les sutures de la voûte se font tardivement ; les fontanelles persistent longtemps, et même toujours ; les os wormiens abondent, les gouttières des sinus sont très accentuées, les impressions digitales sont complètement effacées.

Encéphale. — Le cerveau est fréquemment asymétrique ; la substance cérébrale généralement molle, infiltrée ; quelquefois on a remarqué une disproportion entre les corps optostriés et les lobes cérébraux. Il y a aussi souvent une altération des nerfs acoustiques, des bandelettes optiques, et du chiasma. Quelques parties du cerveau sont hypertrophiées ; sont de ce nombre le corps pituitaire, les éminences mamillaires, le conarium. La cloison transparente est plus épaisse qu'à l'ordinaire ; souvent elle a été trouvée remplie de sérosité. Les ventricules sont élargis ; la substance cérébrale a été comme tassée par le liquide qui la comprime ; et les circonvolutions restées rudimentaires sont séparées par des sillons peu profonds. Le cervelet est petit, irrégulier, asymétrique comme les fosses occipitales dans lesquelles il est logé ; ses lobes sont aplatis, les scissures interlamellaires peu profondes ; les pédoncules cérebelleux atrophiés.

M. Fabre de Meironnes encore imbu des idées de Gall croit expliquer l'impuissance génitale bien connue des crétins par ces déformations du cervelet. Nos connaissances en physiologie ne nous permettent pas de nous prononcer sur cette hypothèse que rien ne justifie. Admettre qu'il y a un rapport entre les lésions cérébelleuses et la marche titubante du crétin, c'est tout ce que nous pouvons faire.

Est-il besoin de dire que les déformations précitées pourraient avoir un grand intérêt au point de vue physiologique, quand le crétin aurait été suivi longtemps et de près par un homme compétent ?

La protubérance est molle, petite, à sillons peu marqués. Le bulbe est aplati par la position horizontale de l'apophyse basilaire et le manque de gouttières; il est en outre étranglé dans le trou occipital. L'entrecroisement des pyramides existe à peine. La dure-mère est épaisse et résistante, elle adhère fortement aux os du crâne. Les sinus sont plus larges qu'à l'état normal et gorgés de sang noir; les confluents sous-arachnoïdiens sont dilatés et contiennent une grande quantité de sérosité.

La moelle, qui a moins attiré l'attention que l'encéphale, participe à ses lésions, c'est-à-dire qu'elle est également molle et baignée par un liquide abondant.

Du côté du rocher on a trouvé souvent les osselets soudés, la membrane du tympan épaissie, la caisse étroite, la trompe d'Eustache rétrécie, les canaux semi-circulaires, le limaçon et le vestibule plus ou moins oblitérés.

A la face rien de bien significatif; les cavités orbitaires sont larges et peu profondes, à base tournée plus en dehors qu'à l'état normal, les szygomes sont saillants, les dents cariées et les os du nez aplatis.

Au cou, le larynx et la trachée sont souvent déformés; le goitre, qui est la règle chez les crétineux et les pesants, devient l'exception chez les crétins parfaits.

Niepce a constaté en outre que le sang des crétins contient moins de globules rouges. Ceci s'explique facilement par les conditions déplorables dans lesquelles ils vivent, étant donné qu'une bonne respiration et un exercice musculaire convenable sont les meilleurs fabricants d'hématies.

CHAPITRE IV.

ÉTIOLOGIE.

Le crétinisme est une affection de tous les temps et de tous les lieux. Les anciens le mentionnent dans leurs ouvrages comme le compagnon du goitre.

Aucune race n'en est exempte. Si on a cru quelquefois que le crétinisme était plus fréquent en Europe que dans les autres parties du monde, cela tient peut être à ce qu'il a été étudié là mieux que partout ailleurs, surtout depuis la fin du siècle dernier. La bonne nourriture, quoique atténuant l'affection n'en met pas à l'abri. Malgré la difficulté qu'il y a à juger la dégénérescence intellectuelle chez les animaux, des auteurs dignes de la plus grande confiance signalent chez ces derniers un état de stupidité qui a beaucoup d'analogie avec le crétinisme. Ajoutons que le goitre est fréquent chez eux, surtout chez ceux dont la voix est rauque, le poil rude, l'ouïe oblitérée, l'indolence et la torpeur très prononcées.

Après avoir cité les divers auteurs qui se sont occupés de l'étiologie du crétinisme, MM. Baillarger et Krishaber s'expriment ainsi : « Grâce à des efforts venant des divers côtés et inspirés par les mêmes convictions, l'étiologie du crétinisme paraît aujourd'hui bien élucidée. » Tel n'est pas notre avis, et la meilleure preuve à donner du contraire c'est le grand nombre des théories qui ont été émises sur ce sujet, et qui subsistent toujours parce qu'une théorie irréfutable n'est pas encore venue les remplacer; et si ces dernières prouvent par leur nombre notre ignorance relative sur cette question, elles démontrent aussi combien elle est compliquée.

A notre avis, les causes du crétinisme doivent être divisées en causes éloignées ou médiates et en causes prochaines ou immédiates; ce sont certainement ces dernières qui nous offrent le plus d'intérêt, parce que c'est sur elles seules que nous avons quelque prise et par conséquent que nous pourrons baser notre thérapeutique, tant au point de vue curatif qu'au point de vue prophylactique.

Quant aux causes éloignées, ce sont celles du goitre, même pour les auteurs qui n'admettent aucun lien de parenté entre le goître et le crétinisme. Malgré les nombreux travaux qui ont été faits sur l'étiologie du goitre, elle est encore très obscure; heureusement qu'elle n'a qu'un intérêt secondaire pour le médecin praticien, car en supposant même que l'on eût trouvé un microbe ou un baccile produisant le goitre, nous doutons fort que la thérapeutique de cette affection fût modifiée et que l'iode n'en restât pas le spécifique, comme le sulfate de quinine restera le spécifique des fièvres paludéennes.

C'est surtout des causes éloignées que se sont occupés les auteurs, et, malgré leur division en deux camps ; les uns admettant l'union la plus étroite entre le goitre et le crétinisme ; les autres les regardant comme deux affections tout à fait distinctes. Sur ce terrain, chose singulière, ils se sont réunis de la façon la plus complète, et tous sans exception ont admis pour le crétinisme des causes qui ne sont autres que celles du goitre, quoi qu'en disent quelques-uns d'entre eux. Pour ce qui est de la cause immédiate, la plupart n'en parlent pas. Parmi ceux qui voient dans le goitre et le crétinisme deux affections distinctes, nous citerons en premier lieu la fameuse commission italienne, dont le rapporteur s'exprime en ces termes : « Si l'on considère qu'il se trouve des crétins entièrement privés de goitre, que le degré du crétinisme n'est pas toujours en raison directe de la tumeur, qu'enfin, on rencontre des individus portant un goitre volumineux, sans présenter le moindre indice du crétinisme, il est permis de conclure que le goitre ne constitue pas un symptôme essentiel, mais qu'il forme une concomitance purement accidentelle de cette triste dégénération. » Plus loin il ajoute : « Le goitre endémique, dans les pays de montagnes, existe par lui-même ; il a des causes qui lui sont propres, il se

développe et progresse sans être ni la cause ni l'effet
du crétinisme. Il y a des régions dans lesquelles les
habitants sont presque tous affectés sans qu'il se
trouve parmi eux des traces de crétinisme. »

Comme on le voit d'après ces passages, la commission sarde ne reconnaît aucune liaison entre le
goitre et le crétinisme, et elle appuie son opinion
sur les faits suivants : 1° qu'il y a des communes où
l'on rencontre un assez grand nombre de cas de crétinisme sans aucun cas de goitre. Nous n'avons pas
à discuter ici la façon défectueuse dont la commission sarde a recueilli ses renseignements ; il nous
suffira de dire que ceux qui les ont fournis étaient,
pour la plupart, des personnes étrangères à la médecine. Quoi qu'il en soit, les chiffres fournis par cette
commission ont été démontrés faux par la commission française de 1864. Ainsi, la première note onze
communes contenant 151 crétins et pas de goitreux,
où la seconde a trouvé au contraire 257 goitreux et 87
crétins seulement. Quant à nous, nous regardons les
chiffres de la commission française comme étant
ceux qui se rapprochent le plus de la vérité. Les recherches que nous avons faites nous-même dans les
communes citées par la commission italienne nous
permettent d'affirmer qu'elle a été induite en erreur.
Qu'il y ait des communes où l'on trouve un assez
grand nombre de goitreux et pas de crétins, nous
l'admettons, d'accord en cela avec la commission
italienne, mais il est à remarquer que, dans ces dernières, l'endémie goitreuse est beaucoup moins intense que dans les autres. En outre, il y a des cré-

tins entièrement privés de goitre : ceci est vrai, si l'on continue à regarder le goitre et l'hypertrophie du corps thyroïde comme *synonymes ;* mais, comme nous le verrons plus loin, il est une autre glande vasculaire sanguine qui peut être affectée de goitrisme, et sur laquelle la commission comme la plupart des auteurs *se tait.* Il est même assez singulier que cette commission ait donné des chiffres qui, rapprochés des observations du Dr Niepce, fournissent un argument contre sa théorie et démontrent que plus on est goitreux jeune, plus on a de chances d'être crétin. Ainsi, sur un total de 3,912 cas de crétins goitreux, le goitre s'était développé de la naissance à la seconde année dans 2,333 cas; de deux à cinq ans, dans 199 cas; de cinq à douze ans, dans 449 cas, de douze à vingt ans, dans 157 cas; au-dessus de vingt ans, dans 43 cas seulement; dans 711 cas, l'époque du début n'est pas signalée. Si l'on ajoute à cela qu'en général les crétins sont des fils de goitreux ou ont été nourris dans des pays à goitres, nous croyons qu'il faut admettre entre ces deux affections non pas une simple coïncidence, comme le veut la commission sarde, mais bien plutôt une relation de cause à effet ; car s'il y a beaucoup de goitreux non crétins, ces derniers n'ont vu en général leur glande thyroïde s'hypertrophier qu'à l'âge de la puberté, et même beaucoup plus tard, alors que les lésions qui caractérisent le crétinisme ne peuvent plus se produire. En effet, quoique l'on trouve signalées dans les auteurs quelques rares observations d'adultes qui étaient devenus crétins en allant habiter dans des localités infectées, nous doutons fort que ces sujets fussent plus que des pesants. Pour nous, il n'y a pas de crétinisme complet sans déformation du crâne et de l'encéphale, et nous ne voyons pas comment cette dernière pourrait se produire à un âge où les sutures sont ossifiées. Il arrive chez ces sujets ce que tout le monde peut provoquer à volonté chez un jeune animal en lui gênant par un procédé quelconque la circulation cérébrale en retour : telle est la conviction que nous avons acquise par l'expérience suivante. Nous avons pris un chat et un lapin âgés de deux mois ; au moyen de liens élastiques, nous leur avons comprimé les jugulaires. Ces animaux, qui étaient alertes et avaient autant d'embonpoint et de vigueur que les autres de la même portée, ont continué à manger comme auparavant, mais n'ont pas tardé à maigrir ; leur poil s'est hérissé ; au lieu d'augmenter, leur poids a diminué ; ils sont devenus apathiques, indolents, indifférents à tout ce qui les entourait; en somme, comparés aux autres animaux de la même portée, ils offraient aussi exactement que possible le même tableau qu'un crétineux de quinze ans au milieu de jeunes gens de son âge. — Ce que nous avons produit chez ces animaux, une hypertrophie du corps thyroïde peut le produire chez un adolescent. Nous avons vu pour notre compte assez de jeunes gens devenir pesants dès l'apparition chez eux du goitre. Mais pourquoi alors tous les goitreux ne sont-ils pas pesants ? Il y a ici d'abord une question d'âge, comme nous venons de le voir et comme l'observation suivante le démontre :

Un fonctionnaire, envoyé d'une contrée saine dans la Maurienne, a remarqué que, après une année de séjour, l'un de ses enfants, âgé de trois ans, prenait toutes les allures du crétinisme, et deux autres enfants plus âgés, la mère et un domestique présentaient en même temps des signes de goitre. Comme on le voit, il n'y a que le plus jeune qui ait été atteint de crétinisme. En outre, il y a la situation anatomique de la tumeur : il est des goitres volumineux qui gênent peu ; il en est d'autres qui, malgré un moindre volume, gênent considérablement. Que des personnes saines et nées dans un pays sain, allant habiter une localité infectée, puissent avoir des enfants crétins, c'est un fait démontré par les observations des auteurs. Ainsi Ferrus cite une famille dont le père et la mère, nés en France dans une localité indemne, sont allés habiter le Valais ; là, la mère est devenue goitreuse et ils ont eu des enfants crétins. — Villeger a rapporté également une observation plus démonstrative encore. A Syrnitz, en Autriche, le propriétaire de la seigneurie de ce pays, qui l'avait acquise d'une famille dont tous les membres étaient goitreux et crétins, arriva d'un pays sain avec sa femme : celle-ci mourut goitreuse et demi-crétine. Le propriétaire épousa de nouveau une femme saine qui, à son tour, subit la même dégénérescence ; le mari lui-même devint demi-crétin. Les cinq enfants du premier lit furent tous frappés ; quant aux deux enfants du second lit, l'un âgé de trois ans, et l'autre d'un an seulement au moment où cette communication fut faite, ils étaient encore sains d'aspect. M. Villeger, l'auteur de cette observation, affirme qu'il en avait été de même des enfants du premier lit pendant les premières années qui suivirent la naissance, ce qui ne les avait point empêchés de dégénérer complètement plus tard. Il ajoute, en outre, que déjà son père avait remarqué que les domestiques de pays étrangers qui venaient habiter la ferme prenaient d'abord le cou gros et perdaient ensuite graduellement leurs facultés intellectuelles.

Ces observations, qui sont citées partout, démontrent : 1° que des personnes ayant dépassé la première enfance et qui vont habiter une localité infectée deviennent facilement goitreuses ; 2° qu'elles deviennent goitreuses avant de devenir crétines ; 3° qu'elles n'arrivent jamais à un degré avancé de crétinisme, et que leurs enfants seulement seront des crétins complets.

Pour ne voir dans ces faits qu'une simple coïncidence et admettre que le goitre et le crétinisme constitnuet deux entités morbides différentes, il faut admettre que les mêmes causes, dans les mêmes conditions, peuvent produire des effets bien différents, car le goitre et le crétinisme, envisagés indépendamment l'un de l'autre, ne se ressemblent pas du tout. C'est néanmoins ce que la commission sarde et bien d'autres auteurs après elle ont admis ; et on ne peut qu'être étonné de les voir attribuer à deux maladies qu'ils regardent comme distinctes, les mêmes causes et la même étiologie. Aussi se gardent-ils bien de préciser, et la commission piémontaise, que nous avons surtout en vue ici, admet-elle des causes multiples qu'elle divise en trois catégories.

La première comprend la situation, la configuration du pays, l'altitude, la qualité de l'air, la température, l'électricité, les eaux potables, la végétation, les animaux domestiques mêmes.

La deuxième comprend la manière de vivre, l'alimentation, l'exposition des villages, l'habillement, l'habitation, la richesse de la population, les occupations, l'absence de commerce et d'industrie, l'instruction, les maladies et la constitution physique des habitants.

La troisième comprend les causes individuelles ayant trait au mariage, à l'état sanitaire des parents, aux conditions spéciales dans lesquelles a eu lieu la conception, aux accidents de la grossesse, à l'éducation des enfants.

Pour nous, cette énumération fastidieuse ne constitue pas l'étiologie d'une maladie, mais l'ensemble des conditions mauvaises dans lesquelles vivent des gens qui sont ou malades ou menacés de l'être.

Il n'est pas difficile de retrouver là-dedans l'étiologie non seulement du goitre, mais de la tuberculose, du rachitisme, de l'anémie, en un mot de la plupart des cachexies sur lesquelles se greffe la pathologie toute entière. Comme le disent avec beaucoup de raison MM. Baillarger et Krishaber :

« On avait à chercher les causes d'une maladie,

et on a rassemblé en un faisceau toutes les influences qu'on trouvait le plus souvent réunies dans les localités atteintes et qui pouvaient, à des degrés divers, altérer la santé générale et contribuer à la dégénérescence de la race. »

M. Lunier, dans l'article remarquable qu'il a publié dans le *Nouveau dictionnaire de médecine et de chirurgie pratique*, se montre, plus encore que la commission sarde, partisan de la duslité, et il ne craint pas de dire que les auteurs qui, comme Foderé et Fabre (de Meironnes), admettent que le goitre est le père du crétinisme, ont mal interprété les faits. Nous basons, dit-il, notre opinion sur les considérations suivantes : « 1° Des parents sains, qu'ils aient eu ou non des enfants bien conformés dans un pays indemne, engendrent parfois des enfants crétins après un séjour de quelques années dans une localité où règne l'endémie, et ils n'ont plus, au contraire, que des enfants sains s'ils quittent cette localité. (Coxe, Cerise, Morel, Niepce, Dalève, Kœberlé.) Ackermann a vu devenir crétins des enfants nés de femmes qui étaient venues, pendant leur grossesse, de pays indemnes dans des localités infectées. 2° Il semblerait même, bien que Fabre ait contesté, à cet égard, la plupart des chiffres de Niepce, que des enfants nés dans des pays indemnes, placés en nourrice dans des localités infectées, deviennent quelquefois crétins. (Maffei, Niepce.) 3° Il n'est pas rare, dans les foyers endémiques, que des enfants nés de parents bien constitués et intelligents, bien qu'habitant depuis longtemps le pays, deviennent crétins (Coxe, Rabuteau, Esquirol, Niepce, Skoda, Bassereau, Piorry); ils ne le deviennent jamais, au contraire, si les parents vont habiter une localité indemne. (Cerise.) 4° Des semi-crétins, crétineux ou goitreux, qui ont eu des enfants crétins dans un pays endémique, n'ont plus que des enfants bien conformés après avoir quitté le pays natal (Dubini); tout au plus engendrent-ils des idiots et des imbéciles. 5° De temps immémorial, en Valais, dans le canton de Berne et ailleurs, il est de notoriété que les enfants dont les mères, entachées ou non de crétinisme, ont passé les derniers mois de leur grossesse sur la montagne, et qui, de plus, y ont été nourris et élevés jusqu'à l'àge de trois ans, ne deviennent pas crétins, tandis que ceux pour lesquels on n'a pas pris cette sage précaution sont communément atteints par l'endémie. (Haller, Coxe, de Saussure, Fodéré, Zschokke, Claivaz, Schneider.) 6° Si l'on rencontre des idiots ou des aliénés dans la descendance des semi-crétins et des crétineux, il est, je crois, sans exemple que, en dehors des foyers endémiques, des idiots ou des aliénés aient donné naissance à de véritables crétins. Or, ce n'est pas ainsi que se comportent habituellement les maladies franchement héréditaires. 7° Enfin, il paraît également établi que des mariages contractés dans les foyers endémiques, par des semi-crétins ou crétineux de l'un ou de l'autre sexe avec des personnes saines d'un pays indemne, il naît autant, sinon plus de crétins que des unions entre semi-crétins et crétineux de la localité. (Rabuteau, Esquirol, Saint-Lager, Lombrosa, Billet.) »

Les faits invoqués par M. Lunier sont vrais, mais ils ne prouvent nullement que le goitre et le crétinisme soient deux affections absolument distinctes. Ce qu'il ressort de ces faits, c'est que l'hérédité n'a pas toute l'influence que lui attribuent certains auteurs, et surtout que le crétinisme comme le goitre est produit par une cause locale attachée au sol même. L'hérédité n'est qu'une cause adjuvante, mais non efficiente. De sorte que les seules conclusions que l'on puisse tirer des faits invoqués par cet auteur sont les suivantes : 1° si vous transportez un enfant sain dans un pays à goitre (et nous ajouterons : si vous lui donnez une nourriture goitreuse) ; 2° si vous n'éloignez pas du pays infecté l'enfant qui y est né, même de parents sains, vous avez beaucoup de chances pour avoir un crétin. Réciproquement, si vous éloignez d'un pays de goitre un enfant même de crétin ou de goitreux, et surtout si vous éloignez la mère pendant sa grossesse, il sera exempt de crétinisme. Mais ceci, qui ressort clairement des fait sinvoqués par M. Lunier, ne prouve pas du tout la thèse qu'il soutient, car les mêmes faits peuvent être invoqués en faveur de l'opinion contraire.

En parlant des causes prochaines du crétinisme, M. Lunier, après avoir éliminé toutes celles invoquées par les auteurs, admet des causes endémiques qui paraissent résider dans le sol et le milieu ambiant. Mais encore une fois ces causes admises et citées par M. Lunier sont absolument celles du goitre, et en soumettant un individu à leur influence on aura souvent un crétin et toujours un goitreux. Nous ferons la même remarque au sujet de la prophylaxie et du traitement indiqués par cet auteur, car tous les médecins de nos jours traitent leurs goitreux suivant les principes indiqués par lui pour traiter les crétins.

M. Guenot, dans une thèse soutenue à la Faculté de Paris, en 1864, a défendu aussi la dualité. Pour lui, le crétinisme est une idiotie endémique. La distinction entre le crétinisme et l'idiotie est assez bien établie aujourd'hui pour que nous ne nous arrêtions pas à cette théorie, que les auteurs les plus autorisés tels que Baillarger, Krishaber, Lunier, Ball, tiennent pour fausse. Dans le cours de sa thèse, M. Guenot dit en outre que le crétinisme est une dégradation préparée de longue main et essentiellement héréditaire. Les faits cités plus haut prouvent surabondamment que l'hérédité ne joue qu'un rôle secondaire. Ailleurs, M. Guenot nie l'hydrocéphalie chez les crétins. Toutes les autopsies de Niepce, Ferrus, Malacarne, Virchow, etc., la mentionnent cependant, et le crétin décrit par lui est un parfait hydrocéphale. Quant à l'étiologie, à la prophylaxie et au traitement, nous appliquerons ici les réflexions citées plus haut.

M. Ferrus ne se prononce pas aussi clairement, et tout en admettant la diversité des deux états il dit : que dans les localités endémiquement crétineuses les goitreux sont pour ainsi dire disposés au crétinisme. Il admet que le crétinisme est une hydrocéphalie œdémateuse chronique, mais il ne s'explique pas sur la cause de cette hydrocéphalie. Pour nous, nous sommes parfaitement de l'avis de M. Ferrus, quant à l'hydrocéphalie, mais nous voudrions qu'il nous eût dit par quel mécanisme elle se produit ; car il est difficile d'admettre qu'une maladie endémique comme le crétinisme puisse produire une suffusion séreuse dans l'arachnoïde en respectant les autres séreuses de l'économie. Si M. Ferrus eût approfondi la théorie de la gêne circulatoire, il aurait peut-être trouvé la raison de cette hydrocéphalie qu'il avait constaté et il n'eût pas séparé le goitre du crétinisme.

M. Kœberlé s'est prononcé beaucoup plus nettement que M. Ferrus, et, à l'exemple de la commission piémontaise, il sépare complètement le goitre du crétinisme, et pour cela il s'appuie sur les statistiques de la commission et de M. Billet. En effet, dans la première on trouve que pour 21,841 goitreux il n'y avait que 7,084 crétins dont 3,913 étaient signalés comme affectés de goitre. D'après la seconde, dans le diocèse de Maurienne, on aurait trouvé 4,010 goitreux n'offrant aucune trace de crétinisme et 1,577 crétins dont 290 n'étaient point goitreux. Ces chiffres que nous avons tout lieu de croire exacts prouvent qu'en admettant la synonymie habituelle entre goitre et hypertrophie de la glande thyroïde, la majeure partie des goitreux ne sont pas crétins et la majeure partie des crétins ne sont point goitreux ; mais ceci ne suffit pas pour admettre l'indépendance de ces deux affections, surtout quand on scrute dans les antécédents. Ainsi M. Boc, dans son rapport sur la Haute-Savoie, a mentionné dans chacune des communes qu'il a visitées un certain nombre de cas de crétinisme, et il a donné le plus souvent des renseignements sur la santé des parents. Dans 25 cas sur 26, le père ou la mère des crétins étaient atteints de goitre. M. Auzouy a observé dans les Basses-Pyrénées20 crétins dont 14 étaient issus de parents goitreux. Sur 75 crétins examinés par M. Roque dans la Corrèze, 52 sont nés de parents goitreux. Les 4 crétins, dont les photographies ont été reproduites dans l'atlas de Morel, étaient tous les quatre nés de mère goitreuses. » Ces citations suffisent amplement à démontrer combien est peu fondée l'opinion de M. Kœberlé.

M. Morétin soutient aussi la même opinion. Il va même jusqu'à prétendre que les observateurs modernes qui ont exploré les contrées à goitro et à crétinisme sont unanimes à séparer ces deux affections.

M. Parchappe, dont l'autorité est grande en cette matière, se rallie à la théorie de la dualité. Il s'appuie sur des considérations analogues à celles des auteurs que nous venons de citer, et, sans reproduire les longs passages dans lesquels il développe son idée, nous dirons seulement que nous ne pouvons admettre l'assertion suivante : « Des considérations pathologiques, dont la valeur ne saurait étre niée, ne permettent pas de confondre en une même maladie le goitre, qui se produit habituellement après la naissance à la manière d'une maladie, et le crétinisme, qui se présente essentiellement sous la forme d'une infirmité congénitale. » La première partie de cette proposition est vraie en général, et nous serions peut-être plus affirmatif encore pour ce qui est de l'hypertrophie de la glande thyroïde, car d'après les observations des auteurs, d'après ce que nous avons pu voir nous-même, le corps thyroïde s'hypertrophie surtout à la puberté, ce qui se conçoit facilement, étant donnés les liens inconnus qui unissent les fonctions génitales au développement de cette glande. Ceci nous conduit même à nous demander si les eunuques peuvent devenir goitreux. Nous ne ferons que poser la question, ne sachant rien à ce sujet.

Quant à la deuxième partie, où M. Parchappe affirme que le crétinisme est congénital, nous ne saurions l'admettre, car toujours, quand nous avons interrogé les parents des crétins, ils ont été très affirmatifs à ce sujet, et nous ont dit que leurs enfants étaient nés comme tous les autres sans aucune difformité qui puisse faire préjuger la déchéance qui les menaçait. Cette remarque, du reste, avait déjà été faite par la plupart des auteurs, tels que Lunier, Niepce, etc.

La plupart des observations que nous avons faites plus haut, au sujet de la commission italienne, s'appliquent également à ces derniers auteurs et aux partisans de la dualité en général; aussi ne les reproduirons-nous pas ici. Nous dirons seulement que beaucoup des faits avancés par les dualistes peuvent être invoqués contre leur théorie, qui n'explique pas les phénomènes et ne satisfait nullement les obser-

vateurs qui, fatigués des mots creux, tels que
diathèse et endémie, cherchent à introduire autant
que possible la physique et la mécanique dans les
sciences médicales.

Nous venons de citer la plupart des auteurs qui
n'admettent aucun rapport entre le goitre et le crétinisme. Il est certain qu'ils sont très autorisés et
qu'ils appuyent leur opinion sur des faits qui doivent
peser dans la balance ; d'autres, cependant, non
moins autorisés, tels que Fodéré, Bouchardat, Baillarger, Chabrant et Fabre de Meironnes, soutiennent une opinion tout à fait opposée et s'appuyent
sur des faits non moins importants que les pre-
miers.

En effet, pour Fodéré, le crétinisme ne se trouve
que là où il y a du goitre. « Je présume, dit-il, qu'il
n'en est que l'effet immédiat, ayant pour cause éloi-
gnée la même que le goitre. » M. Morel se rallie
à l'opinion de Fodéré, et ses vues nous paraissent si
logiques que nous croyons devoir reproduire les
passages suivants : « Tous les pays, dit-il, qui ren-
ferment des crétins possèdent des goitreux ; on ne
pourrait alléguer aucun exemple à l'encontre de ce
fait. L'observation attentive des faits prouve que le
goitre est la première étape du crétinisme. »

On lit plus loin :

« Cette manière de considérer l'évolution du crétinisme n'est pas une simple notion spéculative ; si
le crétinisme est l'évolution à travers les généra-
tions d'un élément morbide, dont les ascendants
portaient le germe et qui avait altéré leur constitu-

tion, il est de toute évidence que ce n'est pas contre
le crétinisme qu'il faudra diriger les moyens de traitement, mais contre le mal dont le crétinisme est
le terme ultime : or ce mal est le goitre, non pas que
les termes goitre et crétinisme soient synonymes,
car on peut être goitreux sans être crétin, mais il y
a entre ces deux états un lien de parenté qui nous
fixe irrévocablement sur la direction à imprimer
aux recherches étiologiques et aux applications thé-
rapeutiques. »

M. Chabrant s'exprime ainsi : « La relation qui
unit entre elles les deux affections est si évidente
qu'elle n'échappe pas même aux habitants de nos
montagnes. Demandez-leur, par exemple, comment
il se fait que, dans une telle famille, on trouve des
enfants entachés de crétinisme, tandis que le père
et la mère paraissent bien constitués et sains, ils ne
manqueront pas de vous répondre que, parmi les ancêtres qu'ils ont connus, il y avait des goitreux. » On
a répété souvent ce vieil adage : Grattez le Russe,
vous trouverez le Cosaque : nous croyons pouvoir
dire avec autant de raison : Grattez le crétinisme,
vous trouverez le goitrisme. Parmi les auteurs français qui ont soutenu la même opinion, nous citerons :
Boussingault, Baillarger, Fabre de Meironnes,
Bouchardat, Savoyen, Rambuteau. Pour nous, nous
partageons entièrement cette manière de voir pour
ce qui concerne les rapports entre le goitre et le
crétinisme ; et nous dirons avec Fabre de Meironnes
que « le goitre est le père du crétinisme ». Pour ce
qui est de la manière d'interpréter les faits, en un

mot, pour la physiologie pathologique du crétinisme, nous ne saurions suivre nos prédécesseurs.

En les citant aussi scrupuleusement que possible, nous verrons, au fur et à mesure que l'occasion se présentera, pourquoi nous n'admettons pas leur façon d'interpréter le crétinisme, surtout dans sa cause immédiate.

A propos de l'affection qui nous occupe, notre vénéré maître, M. le professeur Bouchardat, dit que, pour lui, le crétinisme est une forme d'idiotie. Malgré toute la déférence que nous avons pour notre illustre professeur d'hygiène, nous ne pouvons admettre cette assertion, car on ne confond plus aujourd'hui le crétinisme et l'idiotie. Les idiots, en effet, ont la tête petite, peu déformée, les os du crâne épais, pas d'hydrocéphalie ; les sutures crâniennes s'ossifient de très bonne heure, et il y a généralement peu de déformation du corps ; toutes choses qui n'existent pas chez les crétins. Quant aux causes invoquées par M. Bouchardat, c'est-à-dire, la liaison avec le goitre, la consanguinité des mariages, nous les reconnaissons, tout en faisant remarquer qu'il ne faut pas attribuer à la consanguinité plus d'importance qu'elle n'en mérite : elle ne peut que préparer un terrain favorable au développement du goitrisme, en superposant, pour ainsi dire, la diathèse goitreuse des deux conjoints ; mais jamais, à elle seule, elle ne produira le crétinisme, du moment qu'elle ne produit pas le goitre et que le crétinisme n'est qu'un symptôme du goitrisme.

Pour M. Baillarger, le crétinisme n'est que le développement incomplet, irrégulier, et le plus souvent très lent de l'organisme ; comme Bouchardat, l'illustre rapporteur de la commission française défend la théorie unitaire, et admet comme causes du crétinisme l'eau et l'hérédité. Ces causes sont réelles, nous nous plaisons à le reconnaître, mais ce ne sont que des causes éloignées. Elles produisent le goitre, puis le crétinisme consécutivement ; mais par quel mécanisme? C'est ce que ces auteurs ne nous font pas voir. Ils admettent des relations entre le goitrisme et le crétinisme, des relations de paternité même, et néanmoins ils regardent toujours le crétinisme comme une entité morbide. Pour les partisans de la dualité, ceci est logique ; mais pour les unitaires on ne peut sortir de ce dilemne : ou on est goitreux parce qu'on est crétin, ou, réciproquement, on est crétin parce qu'on est goitreux; et, dans ce cas, il ne faut plus admettre qu'une entité dans laquelle on fondra l'autre, et il ne restera alors que le goitrisme ou le crétinisme. Comme il est prouvé que les personnes saines allant habiter des localités infectées deviennent goitreuses bien avant de devenir pesantes ou semi-crétines, et que ce ne sont que leurs enfants qui peuvent être crétins, force est d'admettre que, puisque c'est le goitre qui débute, c'est lui qui est la cause du crétinisme. On comprendra mieux ce raisonnement, quand, par les développements qui vont suivre, on verra qu'il existe une hypertrophie du thymus produite par le goitrisme; qu'en outre, le crétinisme n'est que la conséquence fatale de l'hypertrophie du thymus chez l'enfant et du corps thyroïde chez l'adolescent, et que loin d'être une entité morbide, le crétinisme, quel qu'en soit le degré, n'est qu'un symptôme ultime du goitrisme, comme l'ascite est un symptôme de la cirrhose du foie.

Bien d'autres opinions encore ont été soutenues : nous ne ferons que les citer en y ajoutant quelques réflexions ; leur discussion approfondie nous entraînerait trop loin.

Ramond regarde les crétins comme les derniers représentants d'une race ; certes, pour qu'une race se perpétue et se maintienne sur les points les plus divers de notre planète, il faut qu'elle soit, ou très belliqueuse, ou très intelligente : jamais personne n'a songé à reconnaître de telles qualités aux crétins.

Pour Hufeland, Zchoske, Rœsch, Salonetta, le crétinisme est le plus haut degré de la scrofule ; nous ne connaissons rien qui puisse justifier cette opinion, car les scrofuleux ne ressemblent en aucune façon aux crétins, et jamais ni dans les descriptions des auteurs, ni sur les sujets, nous n'avons rencontré chez ces malheureux êtres les stigmates de la scrofule.

Pour Akerman, le crétinisme est le plus haut degré du rachitisme ; mais comment alors concilier ces deux faits : les crétins se font remarquer par la déformation de leur crâne et la nullité de leur intellect ; les rachitiques, au contraire, ont la tête bien conformée, et l'intelligence d'une précocité remarquable.

Iphofen l'attribue au défaut de force vitale, Troxler l'attribue à la lésion du principe qui préside à la formation de l'organisme. Ces opinions sont trop métaphysiques pour que nous les discutions. Gugger accuse le sang artériel qui serait défectueux, Savoyen, le sang veineux qui serait trop abondant : ceci n'est qu'une apparence, etc e qui avait dû frapper cet auteur quand il a émis cette opinion, c'est l'énorme congestion des jugulaires et des veines thyroïdiennes, de même que la dilatation des veines thoraciques, que nous avons toujours rencontrées chez le vivant, et que M. Virchow signale dans ses autopsies.

D'autres auteurs, parmi lesquels se trouve un de nos maîtres les plus éminents, admettent les liens les plus étroits entre le goitre et le crétinisme, mais regardent comme tout à fait insoutenable la théorie qui explique le crétinisme suite de la compression du cou par le corps thyroïde hypertrophié. Nous sommes en ceci de leur avis, et nous admettons comme eux que la compression par le goitre thyroïdien seul n'est pas soutenable. Mais où nous nous séparons de ces observateurs, c'est quand ils prétendent que l'endémie goitreuse est une maladie à détermination tantôt cérébrale, tantôt thyroïdienne qui, dans le premier cas, engendrerait le crétinisme, dans le second, le goitre.

Ils citent, comme se comportant d'une façon analogue, les oreillons qui produisent tantôt la parotidite, tantôt l'orchite, ou plutôt qui produisent les deux avec plus ou moins d'intensité sur l'un ou l'autre organe. Quels sont les liens qui unissent la parotide au testicule? nous l'ignorons; mais au moins ici on peut invoquer le consensus pathologique résultant de l'analogie de tissu (partes similares); ce sont en somme des glandes, de même que les mamelles, etc., qui sont quelquefois atteintes. Quelle analogie trouver entre le corps thyroïde et l'encéphale? Rien de comparable, ni dans l'importance, ni dans la structure, ni dans les fonctions.

Ils pourraient citer aussi le rhumatisme, qui est le type des maladies à déterminations localisatrices variées, mais le rhumatisme aime lui aussi les parties similaires, il attaque le tissu fibreux partout où il le trouve, il se localise de préférence sur les séreuses, soit les articulaires, soit les viscérales. Peut-on en dire autant du poison goitrigène si on l'envisage comme ces auteurs? Non; car il aurait ainsi des propriétés bien singulières : 1° il pourrait se localiser sur des organes tout à fait différents, tels que le cerveau et le corps thyroïde, ce qui n'est pas la règle; 2° il altérerait les os du crâne et les déformerait, en respectant le reste du squelette ; 3° il produirait un épanchement dans l'arachnoïde en laissant toujours indemnes les autres cavités séreuses ; 4° il congestionnerait tout le système cave supérieur, en laissant l'inférieur intact, ce qui n'est pas possible. Il est bien plus logique d'admettre (ce qui est vrai du reste) que, chez le nouveau-né ou le fœtus, le poison goitrigène, attaquant les organes similaires, porte son action sur le thymus, qui est pour ainsi dire le premier corps thyroïde de l'enfant, et en produit l'hypertrophie ; en face de cette augmentation du volume de la glande, nier la théorie de la compression serait nier l'évidence, car d'après sa situation anatomique le thymus ne peut pas s'hypertrophier sans comprimer les vaisseaux. (Nous y reviendrons avec détails.)

M. le professeur Ball, dans ses remarquables leçons qu'il vient de publier sur les maladies mentales, ne se prononce ni pour les dualistes, ni pour les unitaires, et admet pour le crétinisme les mêmes causes que pour le goitre.

Telles sont à peu près les opinions des auteurs les plus autorisés qui se sont occupés de la question.

CHAPITRE V.

Si maintenant, avec ces données, nous rappelant ce que nous avons dit de l'anatomie pathologique, nous nous demandons comment ces lésions ont pu se produire et par quels procédés la maladie a pu arriver à rendre ces êtres aussi difformes, nous ne trouvons rien dans les auteurs qui puisse entièrement satisfaire l'esprit ; en un mot, la pathogénie du crétinisme est toute à faire. Certes, autrefois quand on ne connaissait pas la physiologie de la circulation et du système nerveux, on disait tout simplement

ce que l'on voyait, et celui qui avait trouvé un terme
bien sonore pour l'exprimer avait fait quelque chose
sans doute, mais n'avait pas résolu la question. Il
est évident que le premier qui trouva du liquide dans
le péritoine ne connaissant pas la cirrhose hépatique, fut satisfait d'avoir inventé le mot hydropisie
dont on s'est contenté longtemps, mais qui n'explique
rien du tout. En cherchant, on a trouvé les causes des
hydropisies, et aujourd'hui il n'y a plus d'hydro-
piques, mais des cirrhotiques, des brightiques, des
cardiaques, et l'on sait très bien pourquoi cette sérosité s'est épanchée dans le tissu cellulaire ou la
séréuse péritonéale.

Les crétins naissent avec une tête régulière, mais
qui se déforme plus tard. La boîte osseuse a donc été
comprimée ou ramollie ; ils ont de la sérosité dans
les ventricules, mais cette sérosité ne peut pas s'être
épanchée là sans motifs, et nous sommes convaincus
qu'à mesure que la science fera des progrès, elle
découvrira les raisons mécaniques de tous ces épan-
chements, de toutes ces transsudations Ils ont la face
et les membres supérieurs œdémateux, les veines
jugulaires et thoraciques gonflées, et cependant leur
cœur fonctionne bien, leurs reins également ; du
reste, il n'y a rien d'anormal dans la circulation
cave inférieure.

Ils ont du cornage, de la raucité dans la voix, et
cependant on ne signale pas chez eux d'hypertrophie des ganglions bronchiques, car, en général,
ils ne sont pas scrofuleux.

En résumé, la lésion principale du crétinisme est
l'hydrocéphalie (nous savons bien qu'on ne l'a pas

toujours trouvée chez les crétins adultes et nous en
verrons la raison). Mais comment les dualistes, tels
que les membres de la commission sarde : Kœberlé,
Lunier, Moretin, etc., enfin tous ceux qui admettent l'endémie crétineuse en tant qu'entité morbide,
comment, dis-je, expliquent-ils une hydropisie, qui,
sous l'influence d'une cause générale, se localise sur
une seule séreuse en respectant les autres? Comment
expliquent-ils la bouffissure et l'œdème qui n'atteignent que le cou et la face et laissent indemnes les
autres parties du corps? En affirmant que la lésion
principale du crétinisme est l'hydrocéphalie, on
pourrait croire que nous sommes partisans de la
théorie de M. Ferrus. Ce serait une erreur, car nous
lui sommes doublement opposé tant pour les rapports entre le goitre et le crétinisme qu'il nie et que
nous admettons, que pour l'hydrocéphalie œdémateuse qu'il regarde comme primitive, idiopathique,
et que nous prétendons être secondaire. Ce que
nous trouvons dans les remarquables ouvrages des
unicistes, tels que : Baillarger, Krishaber et Bouchardat, ne nous apprend pas grand'chose pour
résoudre la question que nous nous sommes posée.
Car ces auteurs ne croyant pas à une cause immédiate du crétinisme, ou ne l'ayant pas cherchée,
n'ont donné, comme les autres, que des causes
éloignées et générales, celles du goitre.

Reste l'opinion qui admet le goitre comme cause
immédiate du crétinisme. La glande thyroïde hypertrophiée conprime les vaisseaux du cou et gêne la
circulation cérébrale, d'où hydrocéphalie, déforma-

tion du crâne, etc. La thyroïde comprime le larynx, d'où les phénomènes respiratoires observés. Malheureusement pour cette théorie, il y a beaucoup de goitres, et des plus volumineux, qui ne gênent en rien la circulation cérébrale ; d'un autre côté, le goitre n'existe pas au moment où l'on devient crétin, c'est-à-dire chez l'enfant ; il ne se développe qu'à la puberté, et à cet âge le crétinisme vrai n'a plus de prise. Enfin les vrais crétins ne sont pas goitreux. Ces considérations si vraies et si précises ont fait rejeter la théorie de la compression, et ont servi de base à la théorie dualiste que tant d'auteurs éminents soutiennent encore.

Cette théorie de la gêne circulatoire, quoique très rationnelle et très séduisante, ne peut donc pas être acceptée dans l'état où nous l'ont laissée nos devanciers.

M. Fabre de Meironnes, après avoir passé en revue les opinions des différents auteurs, s'exprime ainsi : « Reste donc, dit-il, comme cause prochaine du crétinisme la compression, la gêne du cerveau diversement opérée. Ainsi agirait, à mon avis, le défaut de concordance entre le contenant et le contenu, entre le cerveau et le cervelet d'une part, et la boîte crânienne de l'autre, celle-ci présentant de nombreuses irrégularités dans sa structure, et s'opposant dans le jeune âge au libre et au plein développement de l'encéphale, le forçant à se mouler sur la forme qu'elle affecte.

De l'effort du cerveau qui, suivant les lois de l'accroissement, tend à s'agrandir, et de la résistance que lui oppose un vice de conformation dans les os de la tête, doit résulter la compression, ou tout au moins un état de gêne dans un organe aussi délicat, à peu près comme de la déformation du thorax et des déviations de la colonne vertébrale naissent la gêne du poumon dans l'acte de la respiration, et les embarras de la circulation, avant qu'aucune collection de sérosité ne soit faite dans le péricarde ou dans la cavité des plèvres par les progrès de la maladie.

Mais indépendamment de l'obstacle apporté à l'exercice de la perception par la compression d'un sensorium, le défaut d'harmonie entre les deux portions symétriques peut encore en troubler l'action.

Bichat a très bien fait sentir que dans tout l'appareil du système sensitif extérieur, l'harmonie d'action des deux organes symétriques ou des deux moitiés semblables du même organe est une condition essentielle à la perfection des sensations. »

Comme toutes les autres, la théorie de M. Fabre pèche en plusieurs points. Il admet une compression sans hydrocéphalie primitive; mais alors, comment le cerveau serait-il comprimé, puisqu'il est reconnu qu'il est petit et la boîte très grande, car les fontanelles s'ossifient très tard? Nous ne pouvons admettre qu'un cerveau petit soit comprimé dans un crâne dilaté. Quant à l'irrégularité, il faudrait d'abord expliquer pourquoi ce crâne, bien conformé primitivement, devient irrégulier, ensuite, ne voyons-nous pas beaucoup de crânes irréguliers contenir des cerveaux très intelligents? Ce peuple guerrier qui compte parmi nos ancêtres, et qui, pour se donner un air plus martial, se déformait le crâne avec un bâton mis en travers du frontal, qu'il déprimait en rendant le front fuyant, n'a jamais passé pour être moins intelligent que les peuples à crânes réguliers qu'il avait vaincus.

De cette compression naîtrait, pour M. Fabre, un épanchement consécutif de sérosité (ici il revient à l'hydrocéphalie qu'il nie d'abord) dans l'arachnoïde des crétins, comme il s'en épanche dans la plèvre des bossus. Nous ne sachons pas que ces derniers aient jamais eu dans leurs plèvres plus de liquide que les autres.

Quant à l'asymétrie du cerveau et à l'opinion de Bichat, nous savons que ce dernier a reçu un cruel démenti posthume, car ses propres lobes cérébraux étaient asymétriques, et l'univers entier sait que l'illustre auteur de l'*Anatomie générale* n'était rien moins que crétin.

Est-ce à dire que nous n'admettions pas la compression du cerveau? Non, car, en ceci, nous nous rallions à l'avis de M. Ferrus, qui, après avoir exposé l'état du crétin, s'écrie :

« Quel praticien exercé pourrait méconnaître dans les lignes de ce tableau, les phénomènes d'une compression cérébrale modérée, mais permanente, évidemment caractérisée par l'obtusion des facultés, l'engourdissement général, le défaut d'expression dans les organes de la vue qui demeurent presque toujours fermés, et plus encore par le volume inso-

lite de la tête, laquelle ne peut rester droite avant
la deuxième ou troisième année, et qui tombe presque constamment en arrière et se penche sur les
côtés? »

Virchow, qui décrit avec tant de soin l'anatomie
pathologique des crétins, admet comme cause immédiate du crétinisme la synostose précoce des os
de la base. En réalité, nous ne voyons pas quelle
influence cette synostose peut avoir sur le cerveau,
qui, en somme, est un organe assez tolérant pour
s'accommoder à un crâne même étroit par sa base,
quand il n'y a pas d'autre gêne.

Ce qui nous étonne le plus, c'est de voir le célèbre
auteur allemand signaler l'hydrocéphalie interne et
externe sans y attacher d'importance. Pour nous,
c'est la lésion principale du crétinisme et, dans le
cas présent, elle ne peut résulter que d'une gêne de
la circulation veineuse en retour : il y a donc une
gêne dans le système cave supérieur. Par quoi est-
elle produite? C'est ce qu'il s'agit de déterminer.
Est-ce par une insuffisance cardiaque? Evidemment
non, car on sait que le cœur des crétins est ordinai-
rement sain, et, du reste, les hydropisies cardiaques
sont généralisées. Est-ce par le corps thyroïde hypertrophié? Nous avons vu que les crétins n'étaient
pas goitreux; mais c'est le cas de se demander s'il
n'y a pas dans l'organisme une autre glande que le
corps thyroïde qui puisse s'hypertrophier à un moment donné et sous certaines influences. Ici nous
répondrons par l'affirmative, et cette glande, *c'est
le thymus.*

CHAPITRE VI.

Il existe dans l'économie un certain nombre d'organes que nous appelons glandes, nous ne savons pourquoi, car une glande suppose une sécrétion et des canaux excréteurs, toutes choses qui leur manquent. Quoi qu'il en soit, ces glandes, appelées autrefois vasculaires sanguines, et aujourd'hui lymphoïdes, sont, pour la plupart, passées sous silence dans nos traités de pathologie.

Bien plus, quand on fait une autopsie, on ne s'en inquiète presque jamais, c'est tout au plus si l'on regarde la rate : le corps thyroïde, le thymus, les capsules surrénales, etc., ne sont presque jamais observés. La raison de cet oubli est très simple : c'est notre ignorance de leur physiologie. C'est à peine si nous entrevoyons quelque chose de la physiologie de la rate ; quant au corps thyroïde et au thymus, nous ne savons absolument rien sur leurs fonctions ; il ne s'ensuit pas de là que ces organes n'aient pas une pathologie, et si nous ne connaissons pas leur utilité, sachons au moins comment ils peuvent nuire. La physiologie ne nous apprenant rien sur ces glandes, dites lymphoïdes, la clinique est venue nous démontrer que la principale lésion qui puisse les atteindre, c'est l'hypertrophie dont nous ne connaissons, il est vrai, ni la cause essentielle ni le mécanisme, mais dont nous avons souvent à déplorer les effets. Nous savons, par exemple, que, sous l'influence de la chaleur, le foie s'hypertrophie ; que, sous l'influence du poison palustre, la rate s'hypertrophie ; que, sous l'influence du poison goitrigène, le corps thyroïde s'hypertrophie ; n'était-il pas logique, dès lors, d'admettre que le thymus, glande lymphoïde comme celles que nous venons de citer, puisse également s'hypertrophier dans les mêmes conditions et sous les mêmes influences ? Cette modification du thymus sous l'influence du goitrisme a été longtemps pour nous une hypothèse, que le raisonnement nous avait fait admettre comme exacte, mais cette hypothèse se trouve confirmée par les autopsies de M. Virchow, et devient pour nous une réalité : à côté du *goitre thyroïdien*, il existe donc le *goitre thymique*.

Ce dernier étant admis, le crétinisme en est un symptôme comme l'ascite est un symptôme de cirrhose hépatique.

Voyons quels sont les rapports anatomiques du thymus, d'après M. Sappey :

« Cet organe ne présente pas la même configuration chez tous les individus. Il se compose de deux lobes, l'un droit et l'autre gauche, juxtaposés sur le plan médian et presque toujours inégaux de volume. Bien que sa forme soit variable, on peut le comparer à un segment d'ovoïde coupé suivant son grand axe, et lui considérer deux faces, l'une antérieure convexe, l'autre postérieure concave ; deux bords, l'un droit, l'autre gauche ; et deux extrémités, l'une supérieure, l'autre inférieure.

« La face antérieure ou convexe répond : de cha= que côté à la plèvre médiastine, qui la sépare des poumons, et aux articulations sterno-claviculaires ; sur le plan médian au sternum, dont elle se trouve séparée supérieurement par l'attache des muscles sterno-thyroïdiens. Sa portion cervicale est recou- verte par les mêmes muscles.

« La face postérieure ou concave repose, dans ses deux tiers inférieurs, sur le péricarde, qui la sépare du ventricule droit, de l'oreillette droite, du tronc de l'artère pulmonaire et des portions ascendante et horizontale de la crosse de l'aorte. Dans son tiers supérieur, elle recouvre le tronc brachio-céphalique artériel, l'origine de la carotide primitive gauche, la partie antérieure de la trachée-artère, et plus haut le tronc brachio-céphalique veineux du côté gauche.

« Le bord gauche répond au nerf diaphragmati- tique correspondant à la crosse de l'aorte, et plus haut à la carotide primitive ; le bord droit au nerf diaphragmatique du même côté, à la veine cave supérieure et au tronc veineux brachio-céphalique gauche, qu'il croise à angle aigu.

« L'extrémité inférieure du thymus descend jus- qu'au niveau de la troisième ou de la quatrième côte ; elle se prolonge plus ou moins sur la face antérieure du ventricule droit dont la sépare le péricarde. Chez l'enfant qui n'a pas respiré, elle est en général plus large. Lorsque la respiration s'est établie, les pou- mons remontant sur cet organe et le comprimant de dehors en dedans, son extrémité inférieure devient plus étroite, plus allongée et assez semblable à une petite pyramide triangulaire dont la base, tournée en haut, se continuerait avec le corps de la glande.

« L'extrémité supérieure, située entre la trachée et les muscles sterno-thyroïdiens, reste séparée du corps thyroïde par un intervalle de 10 à 12 millimètres, qui peut se réduire et se réduit même assez souvent à un demi-centimètre ; mais on voit très rarement les deux glandes vasculaires sanguines se toucher. Cette extrémité est tantôt unique et arrondie, tantôt bifide : dans le premier cas, elle est située au devant de la trachée et des veines thyroïdiennes inférieures ; dans le second, les deux prolongements conoïdes qui la forment sont situés à droite et à gauche de la trachée ; celui du côté gauche est presque toujours plus long.

« Quelquefois l'extrémité supérieure du thymus ne dépasse pas le tronc brachio-céphalique gauche ; elle repose alors sur ce tronc, et l'organe tout entier se trouve situé dans le thorax. »

Si, avec ces données anatomiques complétées par quelques réminiscences sur le médiastin, on se représente une coupe antéro-postérieure et horizontale du thorax passant au niveau du tronc veineux brachio-céphalique gauche, on verra que, pour peu que le thymus augmente de volume, il aplatira inévitablement ce dernier ; il comprimera l'œsophage, les phréniques et même l'oreillette droite ; il aura peu d'action sur les artères qui, loin de se laisser affaisser par les organes environnants, se les adaptent plutôt ; il n'en est plus de même des veines, dont la résistance est presque nulle. Une stase veineuse dans tout le système cave supérieur résultera inévitablement de la compression des troncs brachio-céphaliques, et cette stase aura pour effet un œdème de la face, du cou et des membres supérieurs, un épanchement de sérosité dans les ventricules cérébraux et sous l'arachnoïde. Si, d'un autre côté, on songe que chez l'enfant, dans les deux premières années, l'encéphale à l'état normal double de volume, on comprend sans peine combien il importe que la nutrition de cet organe se fasse dans de bonnes conditions et que sa circulation ne soit entravée en rien afin que, se développant normalement lui-même, il puisse présider à l'évolution des autres organes soumis à son action incessante.

On devine les conséquences de la stase veineuse à cet âge : *c'est l'œdème cérébral, l'épanchement de sérosité dans les ventricules et la dilatation de ces derniers, la compression de la substance cérébrale, l'effacement des sillons et l'aplatissement des circonvolutions. Du côté de la boîte osseuse, l'ossification ne pourra pas se faire régulièrement. Les fontanelles et les sutures persisteront plus ou moins longtemps ; pressées de dedans en dehors par l'encéphale œdématié et le liquide épanché sous l'arachnoïde, ces dernières céderont et s'élargiront. La tête de l'enfant, dans de telles conditions, deviendra exactement cette tête ramollie que nous avons supposée plus haut, et subira les déformations que nous avons mentionnées, le cerveau se moulant sur elle de-*

viendra asymétrique et irrégulier comme celui de tous les hydrocéphales.

Ces déformations du crâne nous paraissent singulièrement favorisées par ce mouvement de va-et-vient que nous avons mentionné et dont voici l'explication. Il existe dans la campagne (en Savoie du moins) des berceaux dont voici la description sommaire : une caisse longue évasée par le haut et fixée sur l'arête concave de deux planchettes parallèles taillées en croissant et qui lui servent de pieds. Dans cette caisse, plaçons un grabat de paille et un oreiller de balle d'avoine, et on aura le lit de l'enfant. Voyons maintenant ce qui se passe dans le bercement exécuté avec ce système. La tête de l'enfant subit deux mouvements : l'un d'oscillation, qu'elle exécute en participant au mouvement du berceau ; l'autre de rotation propre, que la vitesse acquise lui fait exécuter sur l'oreiller même à la fin de chaque oscillation. L'axe de ce deuxième mouvement passe à peu près au niveau du trou occipital.

A notre avis ces mouvements exercent sur le crâne une sorte de traumatisme chronique qui a certainement son influence et qui est bien fait pour déformer une tête dont les os sont mous, les sutures non ossifiées et les fontanelles persistantes. Est-ce à dire pour cela que tous ceux qui ont été bercés de la sorte aient le crâne déformé ? Nous sommes bien loin de le prétendre, mais nous sommes convaincus que pour un enfant hydrocéphale qui reste au lit pendant des années, et que l'on berce constamment sous prétexte de l'endormir, le berceau ainsi construit est un mauvais instrument quidevrait être supprimé.

Nous avons dit plus haut que l'une des bosses occipitales était plus aplatie que l'autre : ceci est dû à ce que l'enfant incapable de gouverner sa tête ne peut la changer de position, d'où résulte l'aplatissement du côté sur lequel elle repose ; nouvelle preuve de *l'état de ramollissement de cette tête.*

Nous ne parlerons pas de la congestion des veines jugulaires ; elle est le résultat le plus immédiat de la compression, et se comprend sans commentaires. Quand on a présent dans l'esprit le rapport immédiat du thymus avec les veines tyroïdiennes, le goitre sanguin produit par la dilatation de ces dernières n'a rien qui puisse nous étonner, et n'est que la conséquence naturelle de leur compression ; elles se trouvent écrasées entre les arceaux de la trachée et la glande hypertrophiée. Ce phénomène est certainement celui qui se passe chez notre crétin de Scionzier, dont nous avons déjà parlé plus haut en le signalant comme un de ces exemples trompeurs de tumeurs sanguines qu'on a dû prendre souvent pour du goitre, tandis qu'il n'y a qu'une dilatation des veines.

Nous n'osons pas toucher ici à l'étiologie du goitre exophthalmique ; néanmoins si l'on songe qu'à niveau une tumeur dépendant du thymus ou du tissu environnant peut comprimer 1° les veines thyroïdiennes, d'où le goitre ; 2° les nerfs pneumogastriques, d'où les palpitations ; 3° les nerfs grand sympathique, d'où l'exophthalmie ; on est tenté de croire que celui qui rechercherait de ce côté aurait des chances de frapper juste. On s'empressera de nous dire : pourquoi les femmes atteintes de goître exophthalmique ne sont-elles pas crétines ? La réponse est simple : le goitre exophthalmique est une maladie de l'adolescence et de l'âge mûr, et alors la stase veineuse ne peut plus produire les lésions du crétinisme parce que le cerveau est développé et la boîte crânienne incapable de se déformer. Il ne peut dès lors se produire que les phénomènes déjà cités plus haut, c'est-à-dire l'apathie, l'indolence, le changement de caractère, phénomènes communs dans la maladie de Basedow (1).

M. Virchow a signalé chez les crétins et nous avons retrouvé après lui la dilatation des veines thoraco-abdominales ; ceci est un phénomène qui existe dans la plupart des cas de tumeur du médiastin ; le sang ne pouvant passer dans la veine cave supérieure suit une voie détournée pour revenir au cœur par la veine cave inférieure ; il est dès lors forcé de passer par les veines thoraciques en marchant en sens inverse de sa marche ordinaire ; c'est le contraire de ce qui se produit dans la cirrhose hépatique.

Nous savons en outre que la respiration des crétins est pénible, et leur voix rauque : la compression de la trachée suffit à expliquer ces phénomènes.

Un fait qui nous a toujours paru assez bizarre est le suivant : les crétins ont bon appétit ; cepen-

(1) Il va sans dire que nous donnons cette opinion pour ce qu'elle vaut et comme une hypothèse que des recherches ultérieures viendront ou confirmer ou détruire.

dant ils conservent très longtemps les aliments dans leur bouche sans les avaler et ils ont de fréquentes régurgitations. Est-ce par absence du réflexe de la déglutition ou par la difficulté qu'éprouvent les aliments à passer dans l'œsophage, aplati entre la trachée et la colonne vertébrale, ? Nous ne saurions l'affirmer, mais nous penchons vers la deuxième hypothèse.

Notre maître, M. le professeur Lépine, à qui nous avions communiqué notre opinion sur le goitre thymique, a bien voulu dans une lettre amicale nous faire l'objection suivante : « Si le thymus est hyperthrophié, il doit y avoir aussi compression des pneumogastriques et des accès d'étouffement, par exemple. » Guidés par cette objection, voici ce que nous avons pu constater : l'asthme est fréquent chez les crétins, mais est-ce bien là de l'asthme comme on l'entend en général ? Nous ne le croyons pas, et le fait suivant qui vient de nous être communiqué par notre confrère et ami M. Boimont, médecin distingué de Saint-Jeoire (Haute-Savoie), nous porte à croire que ce ne sont que des accès d'étouffement n'ayant de commun avec l'asthme que le symptôme dyspnée.

Voici le fait. Un demi-crétin que nous observons depuis quelque temps voulut au mois de janvier dernier porter un morceau de bois pesant dix kilog. environ ; après quelques pas, sa face se congestionna et sa respiration s'embarrassant de plus en plus, il lâcha son fardeau. Il fut obligé de s'appuyer contre un mur pour ne pas tomber et attendre que cette angoisse eût disparu ; au bout de quelques minutes,

tout rentra dans l'ordre. M. Boimont qui l'obser-
vait voulut le faire recommencer, mais impossible;
le patient portait sa main sur sa fourchette sternale
tout en indiquant par signe que c'était là le siège de
sa gêne respiratoire. Pour nous, ce fait est dû non
pas à la compression des pneumo-gastriques, mais
plutôt à celle des nerfs phréniques qui sont immé-
diatement en rapport avec le thymus. Voici ce qui a
dû se passer : sous l'influence de l'effort, le thymus
persistant chez ce crétineux s'est congestionné, a
comprimé les troncs veineux, d'où congestion de la
tête, vertige et cyanose ; le nerf phrénique étant
intéressé, le diaphragme s'est paralysé, d'où il est
résulté la dyspnée et l'angoisse.

On a cité aussi l'épilepsie chez les crétins ; le ré-
trécissement du trou occipital et la déformation de
l'apophyse basilaire en rendent compte jusqu'à un
certain point. Mais cette épilepsie a encore quelque
chose de particulier : au moment de l'attaque, la
face au lieu d'être pâle comme chez les épileptiques
ordinaires est vultueuse et cyanosée ; le malade est
dans un état extatique spécial, sa respiration est sus-
pendue. Encore ici la théorie de la compression thymique seule nous paraît rendre compte de ces phénomènes.

Nous devons nous demander aussi pourquoi tout
le corps reste petit et devient difforme ? Cette question nous paraît devoir s'interpréter de la façon suivante : l'hydrocéphalie que nous avons admise
comme lésion essentielle ne se borne pas à l'encéphale, elle s'étend aussi à la moelle. Or, étant donnée

l'action trophique qu'exerce le système cérébro-spinal sur tout l'organisme, il n'y a rien d'étonnant à ce que le développement du corps s'arrête dès que ce système ne fonctionne plus dans les conditions normales ; ce phénomène se passe non seulement dans le crétinisme, mais dans une foule d'autres affections parmi lesquelles les myélites occupent le premier rang.

Quelle est la raison de l'anémie des crétins ? Ici encore nous n'admettons pas les causes générales de l'anémie, car, chez les personnes vivant de la vie commune, l'anémie n'est pas plus fréquente qu'ailleurs dans les contrées à goitre et à crétinisme. MM. Savoyen et Gugger avaient cru que le sang veineux était plus abondant chez les crétins que chez les autres personnes : ceci n'est qu'une apparence. Les crétins paraissent avoir plus de sang veineux 1° parce qu'ils respirent mal et hématosent mal, première cause d'anémie ; 2° parce que leur circulation veineuse est gênée, les jugulaires ne pouvant pas se vider ; de sorte que ces malheureux sont pour ainsi dire atysoliques sans être cardiaques, deuxième cause d'anémie ; ils ont l'anémie cardiaque sans lésions du cœur.

Telle est aussi brièvement que possible notre manière de comprendre le crétinisme et d'en expliquer les principaux symptômes. Pour nous résumer, nous dirons que dans notre esprit l'endémie goitreuse, que nous appellerons goitrisme, est une affection plus générale qu'on ne le croit, portant son action non seulement sur le corps thyroïde, mais aussi sur le thymus. Les lésions que produit le goitrisme sur les glandes lymphatiques sont essentiellement hypertrophiques, et de l'hypertrophie du thymus principalement résultent d'une façon tout à fait fatale et mécanique toutes les lésions citées plus haut. En somme, le *goitre thymique, voilà la clef du crétinisme.* Les phénomènes s'enchaînent de la façon suivante : le *goitrisme produit d'abord l'hypertrophie du thymus, cette dernière produit l'hydrocéphalie et la déformation du crâne, lesquelles à leur tour déterminent l'atrophie du système nerveux et partant l'arrêt du développement de tout l'organisme.*

CHAPITRE VII.

Dans tout ce qui précède, nous avons admis l'existence de l'hypertrophie du thymus ; il nous reste à la prouver. Avant de citer les observations qui la confirment, nous exposerons tout d'abord les raisons qui nous ont amené à la supposer.

Une première raison que nous appellerons *de logique* est la suivante : partant de ce principe que tout épanchement de liquide dans une séreuse doit résulter d'une gêne de la circulation veineuse nous n'avons, pour le cas qui nous occupe, trouvé que *l'hypertrophie du thymus* pour expliquer l'hydrocéphalie constante chez les crétins.

La deuxième raison est une *raison d'analogie.* Le

corps thyroïde et le thymus sont deux glandes lymphoïdes ; toutes deux dépendent de l'arbre respiratoire auquel elles sont attachées ; toutes deux à l'état normal ont un maximum de croissance, la première à la puberté, la seconde dans la première enfance. Elles ont à peu près la même structure anatomique, la même évolution embryogénique, et nous ne doutons pas qu'un jour on leur découvre les mêmes fonctions physiologiques. En présence de tant d'analogies, nous nous sommes cru en droit d'admettre que ces deux glandes pouvaient subir les mêmes altérations pathologiques, c'est-à-dire s'hypertrophier sous les mêmes influences.

On nous dira pourquoi ne s'hypertrophient-elles pas simultanément ? La raison nous paraît en être celle-ci : elles s'hypertrophient à l'époque de leur maximum d'activité ; de même par exemple que certaines tumeurs utérines ne se développent chez la femme que pendant la période sexuelle. Or, le maximum d'activité du corps thyroïde paraît être à la puberté ; comme cette dernière ne s'établit jamais chez le crétin parfait, il n'est pas étonnant qu'il ne soit pas goitreux. Le thymus ayant son maximum d'activité dans la première enfance, on s'explique pourquoi son hypertrophie ne concorde pas avec celle du corps thyroïde.

Une troisième raison, que nous appellerons de *synchronisme*, est celle-ci. En général c'est entre la première et la troisième année que s'accusent surtout du côté de l'encéphale les lésions du crétinisme, mais, comme nous l'avons déjà avancé, c'est aussi à cette époque que le thymus atteint son apogée de croissance.

Vers l'âge de 4 où 5 ans, il y a une légère rémission dans les progrès du critinisme; c'est aussi à cette époque que le thymus commence à s'atrophier. A notre avis, cette atrophie explique en outre ce fait signalé par les auteurs, que le diamètre bipariétal du crâne des crétins diminue avec l'âge : ceci se comprend facilement; du jour où l'obstacle à la circulation veineuse disparaît, l'hydrocéphalie diminue et le crâne tend à reprendre sa forme normale. En outre, quand on interroge avec soin les parents des crétins, ils nous apprennent que plusieurs de leurs enfants sont morts en bas âge après avoir présenté les symptômes du crétinisme.

Pour nous, ces enfants ne sont que des crétins qui meurent étouffés par leur thymus hypertrophié.

Dans le même ordre d'idées, nous croyons qu'il est facile de se rendre compte du fait suivant dont les auteurs jusqu'à ce jour n'ont pas donné l'explication, du moins à notre connaissance. Dans les pays infectés, il y a beaucoup plus de femmes goitreuses que d'hommes et, inversement, beaucoup plus de crétins que de crétines. Ce fait, qui paraît d'abord paradoxal et tout à fait contraire à la théorie de l'unité que nous défendons, peut s'expliquer de la façon suivante : la femme offrant moins de résistance que l'homme à l'endémie goitreuse, son thymus sera d'autant plus atteint, et elle aura par conséquent d'autant moins de chances de dépasser la période de la première enfance, et d'échapper à la mort par le goitre thymique. Or, comme les statistiques ne comprennent que les crétins ayant survécu à cette période, il n'est pas étonnant que la femme ait l'air d'être privilégiée à l'égard du crétinisme, tandis qu'en réalité elle lui paye le plus large tribut.

Pour le goitre thyroïdien qui, lui, ne tue pas, toutes les femmes atteintes figurent sur les statistiques ; elles sont alors beaucoup plus nombreuses que les hommes.

Nous ne donnons pas cette explication comme un fait absolument démontré, mais comme une hypothèse légitime qui mérite d'attirer l'attention des observateurs.

Dans cet ordre d'idée, nous croyons devoir ajouter ici des renseignements qui nous arrivent à la dernière heure, transmis par notre amis M. Boimont.

Ce crétin de Scionzier, dont nous avons parlé plus haut à propos de son goitre sanguin et de sa dilatation des veines jugulaires, a en outre de la dilatation des veines *sous-cutanées thoraco-abdominales*.

Il a eu un frère mort à 14 mois, de convulsions ; une sœur morte à 15 jours, et une autre morte à 8 jours ; la mère raconte que la première prenait le sein, tetait, mais ne pouvait pas avaler et, la deuxième n'a jamais pris le sein. Si ces enfants avaient été vus par un homme compétent, il est certain qu'il eût observé des phénomèmes dont l'intérêt ne saurait être mis en doute ; on nous dira peut-être que de tels enfants ont dû être observés souvent par des médecins et que ces derniers n'ont rien signalé, car on ne trouve rien dans les auteurs, et par conséquent qu'ils ne présentaient rien de remarquable. Il est probable qu'il est arrivé à ces médecins ce qui nous est arrivé à nous au début ; nous ne savions pas observer, et des phénomènes, qui, il y a 3 mois, nous paraissaient sans importance, en ont une capitale cependant pour la théorie que nous défendons, tels sont les phénomènes du côté du diaphragme, et des veines sous-cutanées thoraciques.

A ce propos, l'observation suivante, que nous a communiquée M. Boimont, nous semble digne d'être citée.

F.-L. Tournier, taille 1 m.40, circonférence de la tête 0,59, du cou 0,75 ; pas de goitre, *dilatation des veines du cou, dilatation des veines thoraciques sous-cutanées principalement celles de la partie supérieure.* Ventre saillant ; il suffit de le faire courir quelques pas pour amener un accès d'asthme effrayant. Les phénomènes du côté du diaphragme sont évidents : *le thorax se dilate, l'abdomen se gonfle, le sujet se comprime le ventre pour expirer.* Tout nous porte à croire qu'il y a ici contracture du diaphragme par excitation des phréniques, ou paralysie par une compression plus accentuée ? La tête est très grosse, aplatie d'avant en arrière ; elle est d'une hauteur remarquable et ressemble à un cône tronqué, aplati dans le diamètre antéro-postérieur, et élargi dans le transversal. Le père raconte que l'enfant est né avec une tête énorme, il était déjà hydrocéphale, il n'a marché qu'à 14 ans, il marche en titubant comme un homme ivre, il ne parle pas, il pousse un cri rauque et c'est tout, les dents ne sont pas cariées et relativement bonnes.

Antécédents. — Le père est alcoolique, non goitreux; la mère du père était goitreuse.

La mère du sujet n'était pas goitreuse.

Notre ami M. Boimond qui nous envoie cette observation termine sa lettre en nous disant qu'il est regrettable que nous soyons si pressé, car plus je vais, dit-il, plus je trouve qu'il y a affaire dans cette question; on découvre toujours quelques phénomènes nouveaux, en observant davantage les sujets; il faudrait du temps. Nous ajouterons que pour trouver il faut savoir chercher et savoir ce que l'on doit trouver, et ceci non seulement pour le crétinisme, mais pour toutes les maladies; il faut reconnaître que c'est aussi la partie la plus difficile, car si l'on part d'un raisonnement faux, il est évident qu'on ne pourra pas deviner pour ainsi dire les faits, pour les constater ensuite, car, il faut bien le dire, si l'on n'est pas averti, ou on ne voit pas, ou on ne sait pas attribuer à chaque phénomène l'importance qu'il mérite; c'est du moins la conviction que nous avons acquise dans nos recherches sur le crétinisme.

Si maintenant on recherche quels sont les phénomènes qui se produisent quand une tumeur telle qu'un sarcome par exemple se développe aux dépens des vestiges du thymus, on trouve qu'ils sont de tous points comparables à ceux du crétinisme. Ainsi Wittich a rapporté l'observation d'un jeune homme de 18 ans, qui souffrait de douleurs vives du médiastin (un demi-crétin que nous avons observé avec beaucoup de soin se plaignait, lui aussi, de douleurs rétrosternales), de dyspnée, et qui succomba à un accès de suffocation ; le tout était dû à une phlegmasie du thymus.

Benjamin Brodie, sur une fille de 7 ans qui avait des accès de suffocation et qui succomba à l'un d'eux, trouva une tumeur rétrosternale qui dépendait du thymus.

Astley Cooper cite une fille de 15 ans, qui mourut d'asphyxie lente après des accès de dyspnée et d'orthopnée ; elle avait un sarcome du thymus.

Soderbaum d'Eskiltuna et Hédénius rapportent l'observation d'un sarcome hémorrhagique du thymus. Leur malade avait de la dyspnée, de la cyanose, de l'œdème de la face, du cou et des mains Qui donc ici pourra nier l'analogie qui existe entre ces symptômes et ceux du crétinisme?

Telles sont les raisons qui nous avaient fait admettre a priori l'hypertrophie du thymus comme cause du crétinisme. Que cette hypertrophie puisse, chez un enfant, produire la stase veineuse, et consécutivement l'hydrocéphalie, la déformation du crâne et partant le crétinisme, on ne peut le nier. La seule chose que l'on puisse mettre en doute, c'est l'existence de cette hypertrophie elle-même, malgré toute la logique de notre raisonnement.

Mais ce doute se dissipe devant le témoignage des autopsies qu'a rapportées Virchow et dont nous reproduisons les passages qui se rapportent à notre sujet.

A la page 985 du Gesammelte abhandlungen de

Virchow, on trouve une autopsie de crétin, avec présence simultanée du goitre et du thymus persistant.

Barbara Neeb, âgée de 12 ans, née à Bibergau, morte le 15 juin 1852. Elle mesure 101,25 centimètres du vertex à la plante des pieds, et 101 centimètres des extrémités des mains, les bras étant en croix. Le membre inférieur a 44,5 centimètres de longueur. Le front est rejeté en arrière. L'occiput est légèrement pointu et porté en avant. Les mâchoires supérieure et inférieure avancent beaucoup. La circonférence crânienne mesure 53,5 centimètres.

Le diamètre antéro-postérieur du crâne mesure 31,25 centimètres. Enfin, d'un trou auditif à l'autre 32,5 centimètres. *Les veines sous-cutanées sont très dilatées, surtout au thorax.* Les os de la tête (on n'a malheureusement pas fait de recherches sur ceux de la base) adhèrent fortement à la dure-mère surtout aux environs de la fontanelle antérieure et des deux côtés de la suture sagittale. Dans l'intérieur du crâne, les sillons des vaisseaux sont assez profonds, de même que les dépressions contenant les granulations de Pacchioni. A peu près au milieu de la convexité, on trouve une veine très dilatée de la dure-mère. Le cerveau pèse 38 onces, la pie-mère est très rouge et facile à détacher des circonvolutions ; le long des sinus il y a beaucoup de granulations de Pacchioni ; dans les ventricules on trouve peu d'épanchement ; les cornes postérieures sont ouvertes, l'épendyme épaissi partout ; dans les plexus choroïdes, hyperhémie veineuse considérable, infiltration œdémateuse et sanguine. Les pédoncules sont très grands, sans épanchement sanguin toutefois. La substance blanche est considérablement hyperhémiée, mais paraît saine sans cela. Les os du rocher semblent être très forts.

Les dents légèrement petites sont mal conformées et assez serrées. La langue est blanche, ses follicules et ceux du pharynx sont tuméfiés ; les glandes salivaires, la sous-maxillaire surtout, sont hypertrophiées, les glandes lymphatiques voisines sont également tuméfiées. La glande thyroïde est très tuméfiée et remplie de nodosités plus ou moins âgées ; par suite, la trachée est fortement déviée, son épithélium est rouge, gonflé, et sécrète abondamment.

Dans la partie supérieure du thorax, on trouve un reste assez volumineux du thymus. Dans le cœur, du sang spumeux. Tuberculose miliaire du larynx et des bronches ; absence d'élasticité et œdème du poumon ; dans l'abdomen, rien de particulier qu'une *rate hypertrophiée* très vasculaire, et un gros intestin très long et contourné.

A la page 984, M. Virchow donne l'observation d'un fœtus de 9 mois dont voici le passage important pour nous. Dans la poitrine, dit-il, on remarque à part les poumons et le cœur, qui paraissent normaux à la vue, *une hypertrophie du thymus* qui porte surtout sur le lobe droit ; il a 5 centimètres de hauteur et 2,7 centimètres d'épaisseur ; le gauche 3,5 centimètres de hauteur et 2,9 centimètres d'épaisseur. Sa structure paraît normale.

A la page 978, dans une observation de crétin nouveau-né, on trouve ce qui suit : *dans le détroit suprieur du thorax on ne voit rien que l'hypertrophie du thymus et du cœur.* Le premier constitue une masse située entre les deux feuillets de la plèvre médiastine ; il mesure 5 centimètres de largeur, 3,5 centimètres de hauteur, et 1,7 centimètre d'épaisseur à la partie supérieure. La situation du cœur est modifiée de telle sorte que son bord droit est inférieur ; les ouvertures mitrales et tricuspides sont quelque peu épaissies, l'artère pulmonaire et l'aorte, bien que dilatées, possèdent des parois relativement épaisses, les nodules des valvules sigmoïdes légèrement distants les uns des autres rendent l'orifice aortique un peu insuffisant. Les poumons atélectasiés sont petits, reposant sur la partie inférieure de la cage thoracique et ne présentant du reste rien d'anormal.

Jointes aux considérations développées plus haut, ces autopsies nous paraissent tout à fait probantes ; néanmoins elles ne sont pas encore aussi démonstratives que celles qui seraient faites sur des crétins de 2 à 4 ans. C'est là que l'on verrait le goitre thymique dans toute sa splendeur, et que l'on pourrait le mieux se rendre compte des dégâts ; c'est une autopsie de ce genre que nous cherchons en vain depuis six mois. Tous ceux qui se sont occupés de la question savent combien il est difficile de se procurer le cadavre d'un crétin de cet âge. Ceci s'ex-

plique par ce fait qu'à cette époque de leur vie, les
crétins ne se rencontrent pas dans les hôpitaux. On
demandera peut-être pourquoi le célèbre auteur allemand n'a pas mentionné le goitre thymique dans
ses autres autopsies ; la raison en est très simple ;
c'est que chez ces derniers sujets, le thymus n'existait plus. En effet, tous avaient environ 24, 28 ou
30 ans, et nous savons qu'à cet âge il ne reste que
des traces de la glande en question. Mais de cette
disparition complète on ne peut pas conclure que
le thymus n'ait pas été hypertrophié à un moment
donné, car il est dans l'organisme des tumeurs qui,
à un certain âge, perdent droit de cité et finissent
par disparaître : tels sont les polypes nasopharyn-
giens à partir de 25 ans, tels sont aussi les myômes
utérins à partir de la ménopause, tel est le thymus
à partir de l'enfance.

Du reste, le professeur de Vurtzbourg avait surtout en vue les sutures de la base du crâne ; il signale
les lésions telles que l'hypertrophie du thymus, la
dilatation des veines jugulaires et thoraciques, la
dilatation des sinus crâniens sans y attacher aucune
importance. Partant de cette idée que le crétinisme
est dû à la synostose précoce des os de la base du
crâne, il est arrivé à M. Virchow ce qui arrive à
tous les auteurs d'une théorie. Il a fait converger
tous les phénomènes vers son hypothèse. On nous
reprochera certainement d'être tombé dans le même
écueil, en rapportant toutes les lésions du crétinisme au goitre thymique. Il y a là quelque chose
de vrai ; néanmoins nous devons dire que nous n'a-

vons aucun parti pris et que nous avons adopté cette théorie par le seul motif qu'elle nous a paru rendre compte de tous les faits d'une façon aussi simple et aussi logique que possible, et nous sommes convaincus que cette théorie, pour s'imposer d'une façon définitive, devra être contrôlée par des observations et des autopsies nouvelles.

Nous n'avons pas la prétention d'élucider ici toutes les questions compliquées que soulève le crétinisme : c'est une tâche qui est bien au-dessus de nos forces et qui nécessite un travail de plusieurs années, des voyages dans les régions infectées, des observations minutieuses, et surtout des autopsies; notre seul but est d'exposer notre manière de comprendre la pathogénie du crétinisme, en indiquant la marche qui nous paraît la plus sûre pour arriver à la solution des problèmes qu'il soulève, tout en nous promettant bien de reprendre la question plus tard, quand le temps nous le permettra. En attendant, nous engageons les médecins qui auront l'occasion de faire des autopsies à ne pas négliger le médiastin, où siège, selon nous, la clef du crétinisme.

Si par hasard quelqu'un nous faisait l'honneur de vouloir nous réfuter, nous répétons encore une fois que nous ne regardons comme démonstratives que les autopsies de crétins jeunes, et que nous n'abandonnerons notre manière de voir que du jour où l'on nous aura montré le cadavre d'un crétin parfait, n'ayant pas dépassé 4 ans et *exempt d'hypertrophie, soit thyroïdienne, soit thymique.*

CHAPITRE VIII.

Dans tout le cours de cette dissertation, nous avons eu surtout en vue le crétin parfait, parce que c'est chez lui que les lésions sont plus accentuées et par conséquent plus démonstratives et plus faciles à interpréter.

D'accord en cela avec la plupart des auteurs, nous adoptons aussi l'ancienne classification en crétin, crétineux et pesant. Tous sont des habitants de pays à goitre. La pathogénie de leur affection a quelques variantes, mais c'est toujours le goitrisme qui en constitue le fond. Il n'y a de différence que par suite de l'âge du sujet, de sa force de résistance et de l'intensité de l'endémie.

Si on nous demandait, par exemple, comment nous ferions pour avoir un crétin parfait, notre réponse serait celle-ci : Prenez l'enfant d'une femme goitreuse, faites-le allaiter par sa mère ou une nourrice goitreuse et dans un pays infecté, couchez-le dans le berceau que nous avons décrit plus haut : si l'enfant est débile, il ne survivra pas; s'il est de bonne constitution il deviendra crétin complet. En le prenant soit plus fort, soit plus âgé, en le mettant dans un pays moins infecté et dans une famille où règne une certaine aisance, vous n'aurez qu'un crétineux. Pour avoir un pesant, la chose sera bien plus facile encore : prenez un enfant de 6 à 14 ans, mettez-le dans une localité où règne l'endémie, il deviendra goitreux d'abord et plus ou moins pesant, selon la disposition anatomique que prendra sa glande thyroïde hypertrophiée; inversement, si vous traitez méthodiquement un crétineux encore jeune, vous pourrez améliorer sa situation et en faire un pesant. De toutes ces expériences, qui pourraient se multiplier à l'infini, et qui sont parfaitement réalisables, nous ne préconisons que la dernière, celle qui consiste à traiter les crétins pour avoir sinon la guérison, au moins un degré moindre.

Du moment que nous ne regardons pas le crétinisme comme une entité morbide, mais comme un symptôme de goitrisme, on est en droit de nous demander comment nous expliquons le crétinisme sporadique admis par M. Ferrus et la plupart des auteurs. L'observation de Joséphine L..., qui a été recueillie à la Salpêtrière dans le service de M. Falret, ne démontre pas du tout que le crétinisme, dans ce cas, fût sporadique, comme le prétend M. Ferrus, qui a rapporté l'observation (nous ne la reproduirons pas tout entière, elle est du reste citée partout). Il est évident que, pour les dualistes, ce cas doit être sporadique, mais, pour nous, il ne sort pas de l'ordre habituel des faits, car, sur dix frères qu'avait Joséphine, trois sont morts en bas âge, on ne sait de quoi (l'hypothèse que nous avons admise plus haut sur la mort des jeunes crétins est parfaitement applicable ici); Joséphine elle-même était goitreuse, elle avait un frère et une sœur goitreux:

c'est donc encore le goitre qui domine la situation. Est-ce l'hérédité, est-ce une cause locale qui l'a produit? Nous l'ignorons.

Une autre observation est celle de la nommée Mouton, née de parents sains, mais à Martigny, dans le Valais. Elle était goitreuse; elle avait un frère et une sœur morts goîtreux, elle rentre donc dans le cadre habituel. Quant au crétin des Batignolles dont M. le professeur Ball a rapporté dernièrement l'observation, il n'est pas plus probant que les précédents, car nous n'avons aucun renseignement sur ses antécédents. S'il eût été possible de les avoir, nous ne doutons pas que l'on eût encore trouvé le goitre.

Le crétinisme va-t-il en augmentant ou en diminuant en France? Au moins pour certaines communes de la Haute-Savoie que nous connaissons particulièrement, nous dirons qu'il diminue, ce qui revient à dire que le goitrisme est moins grave qu'il ne l'était jadis; et ceci pour plusieurs raisons, dont la plus évidente pour nous est celle-ci. Autrefois, les jeunes filles ne soignaient pas leur goitre, aujourd'hui, le bien-être ayant amené la coquetterie, elles deviennent les meilleures clientes du pharmacien, chez qui, tous les huit jours, elles viennent prendre un pot de *pommade pour le goitre*. On sait que les mères goitreuses donnent facilement le jour à des crétins. Il faut reconnaître en outre que, pour la Savoie du moins, l'aisance dans les familles s'est bien améliorée depuis l'annexion. Le pain noir a disparu; le terrain se cultive avec plus de soins; on bâtit les maisons dans des conditions plus hygiéniques ; on en éloigne les grands arbres ; le prix du sel marin a diminué de beaucoup ; enfin on a sillonné le pays de routes dont la Savoie sera toujours reconnaissante à l'administration française.

Voilà, aussi brièvement que possible, notre opinion sur la cause immédiate du crétinisme. On nous accusera peut-être de n'avoir fait que reculer la question, car il faudrait maintenant établir la cause du goitrisme : nous en dirons un mot plus loin sans entrer dans les détails que cette vaste question comporte ; elle est, du reste, au-dessus de notre compétence. Nous avons voulu déterminer la cause prochaine de la dégénérescence crétineuse, parce que c'est en agissant sur elle en temps opportun que notre thérapeutique a quelque chance d'être efficace : *sublatâ causâ, tollitur effectus.*

Le goitre thymique se produisant sous les mêmes influences que le goitre thyroïdien, il est à présumer que le même traitement pourra lui être appliqué avec succès. Partant de ce principe, nous avons, pendant nos vacances dernières, engagé la mère d'une petite crétine de trois ans à traiter son enfant par l'iodure de potassium ; malgré l'irrégularité avec laquelle le traitement a été suivi, notre confrère, M. Boimont nous apprend que la petite C... va beaucoup mieux. C'est, du reste, en se basant sur ces données que l'on s'explique les succès que M. Fabre de Meironnes dit avoir obtenus avec de l'hydroiodate de potasse. On aurait beau donner des iodures et de l'iode n'importe sous quelle forme à un hydrocéphale ordinaire ou à un idiot, nous ne croyons pas que cette thérapeutique eût quelque chance de succès.

CHAPITRE IX

PRONOSTIC.

Il résulte de ce que nous venons de dire que le pronostic de la dégénérescence crétineuse est subordonné : 1° à l'action que nous avons sur le goîtrisme; 2° à l'âge du sujet atteint. Nous n'irons pas jusqu'à dire que nous sommes tout à fait maîtres du goitre et qu'il cède toujours infailliblement à notre thérapeutique; cependant l'action bienfaisante de l'iode est aujourd'hui tellement vulgaire que l'on ne consulte même pas le médecin pour cette affection : on achète des pastilles d'éponge, de la pommade iodoiodurée; et quand le goitre est jeune, le résultat se fait rarement attendre. Ceci s'applique surtout au goitre thyroïdien; quant au goitre thymique, nous avons tout lieu d'espérer les mêmes résultats.

Quant à l'âge, en prenant un crétin de sept ou huit ans, par exemple, qui a le crâne difforme, le cerveau plus ou moins atrophié et asymétrique, il est évident qu'on ne pourra, par le traitement le mieux entendu, ni lui reformer son crâne, ni lui rendre un système cérébro-spinal apte à l'accom-

plissement de ses fonctions. Le médecin, ici, devra
donc avouer son impuissance et abandonner ce
malheureux à la sollicitude de ses parents ou de
gens charitables, qui en feront le dressage. En est-
il de même pour le fœtus ou l'enfant nouveau-né ?
Heureusement non. Ici nous n'avons pas à lutter
contre des lésions ayant acquis le droit de cité ;
nous n'avons qu'à les prévenir ; et, en traitant la mère
pendant la grossesse et pendant la période de lacta-
tion, on la soulagera, elle, de son goitre thyroïdien,
qui souvent augmente beaucoup à cette époque, et
ou préviendra, chez son enfant, le goitre thymique
et partant le crétinisme. Le temps ne nous a pas
permis de faire des expériences assez nombreuses
sur ce sujet ; néanmoins, les résultats que l'on trouve
consignés dans les auteurs qui ont traité leurs malades par les iodures (d'une façon un peu empirique, il faut bien le dire), l'amélioration que nous
avons obtenue chez la petite C..., dont nous avons
parlé déjà, enfin, l'efficacité bien connue de l'iode
contre le goitrisme nous permettent d'espérer qu'un
traitement *dès le début* sera toujours efficace : le
tout n'est pas de marcher vite, mais de partir à
temps, a dit le poète. Il faut traiter le fœtus d'une
goitreuse dans le sein de sa mère, et quand les populations sauront que, par ce moyen, on peut obtenir
des résultats, on verra les mères prendre de l'iode
pour sauvegarder la santé de leurs enfants, comme
les jeunes filles en prennent pour sauvegarder la
gracilité de leur cou et la pureté de leur voix.

CHAPÍTRE X

Nous ne dirons qu'un mot des causes éloignées du crétinisme, c'est-à-dire des causes du goitre. C'est peut-être la question de pathologie sur laquelle on a le plus écrit et le plus discuté; toutes les étiologies possibles, toutes les conditions mauvaises ont été invoquées, et la question n'est pas encore tranchée, *adhuc sub judice lis est.*

D'après Fodéré, ce serait entre sept et dix ans, d'après Prosser, entre huit et douze ans, que se manifesterait le plus souvent l'hypertrophie du corps thyroïde; si nous en croyons notre expérience, nous dirons qu'il se développe aussi fréquemment à l'âge de la puberté, ou subit au moins, toujours à cette époque, une poussée, quand il existait déjà.

Le sexe féminin paraît y être plus prédisposé.

L'hérédité a ici l'influence qu'elle a dans toutes les autres maladies, mais il ne faut lui reconnaître que ce pouvoir : celui de préparer le terrain.

Quant aux congestions répétées du corps thyroïde, nous croyons qu'elles ont une influence, comme le prouvent 1° l'observation du général Morin, sur ces deux capitaines du génie qui, occupés à copier des plans, passaient leurs journées couchés sur leurs papiers ; bientôt le goitre se développa et les força à interrompre leur travail ; guéris par le repos, ils recommencèrent, et la maladie reparut: il est regrettable que nous n'ayons pas des renseignements sur le lieu d'origine et les antécédents de ces deux officiers; 2⁰ l'observation de M. Hahn sur les ouvrières de Luzarches qui, occupées à la fabrication de dentelles, devaient tendre constamment le cou en avant pour suivre le dessin de leurs épingles. On doit rapprocher aussi de ces faits ceux cités par M. Guillaume, qui a vu des cas très nombreux de goitres se développer dans les écoles et disparaître pendant les vacances ; de même que ceux cités par notre maître, M. le professeur Collin, qui a vu à l'hôpital militaire de Briançon des cas nombreux de goitre chez les soldats de cette garnison, et qu'il impute aux efforts répétés et à l'altitude.

M. Virchow a fait remarquer que le genre de vie et les coutumes ne peuvent, seuls, expliquer l'existence du goitre. Dans le Palatinat, dit-il, le goitre est inconnu. Les habitants portent néanmoins de lourds fardeaux sur la tête. En Franconie, au contraire, où il est très répandu, on a coutume de porter sur le dos. Nous ne sommes absolument pas de l'avis de M. Virchow, quand il considère l'action de porter sur la tête comme pouvant favoriser la production du goitre, plus que celle de porter sur le dos. En effet nous ne connaissons rien de plus propre à congestionner le corps thyroïde que l'action de porter sur le dos ; néanmois nous partageons l'avis du professeur allemand quand il dit qu'il faut attribuer la cause principale aux conditions géologiques, car si l'extension du cou pouvait seule produire le goitre, tous les chiffonniers que nous rencontrons le matin dans Paris devraient avoir des goitres remarquables, et ce n'est pas le cas. Cette extension du cou chez un sujet prédisposé paraît cependant avoir une influence, et c'est à l'atténuation de cette influence que nous attribuons le bienfait des routes en Savoie. M. Bouchardat prétend que les routes ont amené des étrangers, développé l'industrie, de là la diminution du goitre : ici encore nous nous séparons de notre vénéré maître, et nous croyons que la seule influence qu'aient eue les routes est celle-ci. Tout le monde connaît, au moins de vue, cet instrument meurtrier qu'on appelle la hotte : l'individu qui en est chargé porte le corps en avant, redresse sa tête, allonge son cou, partant congestionne son corps thyroïde ; il se met donc dans des conditions plus défavorables encore que celles où étaient les deux capitaines cités par le général Morin. Quand il n'y a pas de routes, cet outil est l'instrument de transport par excellence ; dans le cas contraire, on s'en sert très peu, au moins pour le transport à long trajet ; cette cause adjuvante du goitre est donc de beaucoup diminuée par la facilité de transport que nous ont donnée les routes.

Nous passerons sous silence une foule de causes adjuvantes que nous avons déjà signalées en citant les causes de crétinisme d'après la commission sarde.

Nous ne ferons que citer les opinions de M. Boussingault, qui attribue le goitre à la désoxygénation de l'eau ; de Iphofen, qui l'attribue à la présence de l'acide carbonique dans les eaux ; de M. Châtin, qui l'attribue à l'absence de l'iode ; de M. Grange, qui incrimine l'excès des sels magnésiens ; de M. Maumené, qui accuse les fluorures, de M. S. Lager, qui accuse les sulfures, enfin de MM. Morétin et Bouchardat, qui accusent la présence de matières organiques dans les eaux potables.

Toutes ces opinions prises individuellement sont très faciles à réfuter ; et jusqu'à nouvel ordre, nous sommes obligés de les regarder comme des causes adjuvantes sans nous prononcer ni pour l'une ni pour l'autre. Néanmoins nous sommes convaincus que le principe goitrigène réside dans les eaux potables, et que ces dernières le puisent dans le sol. La meilleure preuve que l'on puisse donner de l'influence des eaux potables, c'est l'existence des fontaines à goitre auxquelles vont boire les jeunes gens qui aiment mieux un goitre au devant du cou qu'un sac militaire sur le dos. Hélas, il faut bien le dire, le patriotisme n'est pas encore assez développé pour que l'on ne préfère pas les joies de la famille et du clocher aux ennuis de la caserne, aux exigences de la discipline et aux dangers des champs de bataille. Celui qui écrirait une monographie intitulée : « D'un moyen sûr pour se donner le goitre en quelques semaines » aurait certainement une grande vogue auprès de beaucoup de jeunes gens qui sont pour ainsi dire à la chasse d'un moyen d'exemption. A ce propos on nous permettra de citer un fait qui n'est pas encore signalé dans l'histoire du goitre : il s'agit de l'influence du plomb. Il paraîtrait qu'on peut faire croître très rapidement son corps thyroïde en chiquant un moreeau de plomb, une balle de fusil par exemple. Nous donnons ce fait sous toute réserve en affirmant cependant que nous connaissons un jeune homme de notre classe, fils de fermier, auquel le moyen a réussi. Voici du reste la lettre textuelle qu'il nous écrivait au mois d'août dernier, quand nous lui avons demandé des renseignements.

« *Fait à Saint-Jean de Tol ome, le* 5 *août* 1882.

« Cher amis.

« Je vous écris des deux lignes pour vous faire la réponse de l'affaire que vous demandez sur la lettre que vous avez envoyé à votre frère François.

1er J'avais pris trois bouteilles d'eau de tuf que j'avais mélangé dans trois livres de plomb que j'ai laissé cuvé pendant quinze jours et au bou de 15 jours j'en buvais tout les matins un verre à jeun, 2me quand j'ai eu but tout cet eau, j'ai chiqué du plomb pendant trois semaines, j'ai reconu que ça faisais encore mieux grossir le cou en chiquant le plomb, qu'en buvans l'eau. Nous sommes toute la famille en bonne santé nous désirons tous que vous en soyé de même, pas d'autre chose à vous dire, recevez mes très respectueuses salutations.

« D. Joseph »

Inversement, nous connaissons un individu qui, d'après les conseils d'un empirique, a fait disparaître un gros goitre parenchymateux dont il était porteur, par le procédé suivant : 1° il faisait incinérer du liége et en avalait les cendres (c'était, paraît-il, fort désagréable) ; 2° Il portait constamment sur sa tumeur une feuille de plomb, dont on se sert en Suisse pour envelopper le tabac à priser. Quelle a été l'action du plomb dans ces deux cas? Nous laissons à d'autres le soin de la déterminer. Nous ne pouvons que citer les faits comme authentiques et dignes de provoquer des recherches et des expériences.

En somme, dans notre idée, le principe goitrigène n'est qu'un *miasme tellurique*, ou qui est charrié par les eaux, ou dont certaines eaux peuvent favoriser de développement, de même que le plomb si l'on tient compte du fait cité ci-dessus,

L'endémie goitreuse va-t-elle en progressant ou en diminuant? Nous croyons qu'il est impossible de répondre en face de ce qui se passe : les uns cherchant à se guérir, d'autres à devenir malades, et tous obtenant des résultats : il est facile de comprendre que la statistique n'a qu'une valeur illusoire, et qu'une opinion basée sur elle ne peut qu'être erronée.

CHAPITRE XI.

TRAITEMENT.

Quant au traitement, il comprend deux parties qui sont : le traitement prophylactique et le traitement curatif.

Le premier est certainement celui auquel nous

attachons le plus d'importance. « *Facilius est movere quietum, quam quietare motum.* »

, Nous n'avons pas la prétention d'émettre des idées nouvelles sur ce sujet; la première chose à faire serait de convaincre les populations que le crétinisme n'est que le résultat du goitrisme; et qu'une femme goitreuse, ayant beaucoup de chances pour mettre au monde un crétin, il faut se hâter de lui appliquer le traitement du goitre. Tous les auteurs se sont occupés du changement des eaux, causes probables de l'endémie; la chose nous paraît assez difficile et même impossible. Quant aux habitations, à la nourriture, aux vêtements, à l'hygiène en général, la situation s'est déjà améliorée depuis quelque temps, et, pour ce qui resterait à faire dans cet ordre de choses, le médecin peut donner d'utiles conseils. Recommander aux femmes enceintes de séjourner le moins possible dans les localités infectées, et d'aller passer les mois de leur grossesse dans une contrée indemne, d'y nourrir ou faire nourrir et élever leurs enfants jusqu'à l'âge d'au moins quatre à cinq ans, serait certainement la meilleure pratique que l'on puisse mettre en usage; mais, ici encore, on se heurte à des impossibilités, car, en général, la fortune des familles ne leur permet pas de s'imposer de tels sacrifices. Il ne reste donc qu'une chose à faire quand une femme goitreuse devient enceinte, la soumettre à un traitement rationnel par l'iode, car s'est le seul auquel elle consentira, surtout si elle est convaincue que l'enfant qu'elle porte peut être atteint d'un goitre

qui le rendra crétin. On obtiendra ainsi deux résultats : on améliorera l'état de la mère et on préviendra la dégénérescence de son enfant.

Après la naissance, il faudra continuer à donner
de l'iode à la nourrice, car nous savons que par ce
procédé le médicament sera également absorbé par
l'enfant qui en retirera les plus grands avantages.

Si l'on est appelé plus tard, alors que l'enfant a
atteint l'âge de dix-huit mois, par exemple, et commence à présenter des symptômes de crétinisme, il
faudra agir alors d'une façon énergique et donner
l'iode par toutes les voies possibles, soit à l'extérieur, soit à l'intérieur, même en le faisant absor-
ber à une chèvre dont le lait serait destiné à la
nourriture de l'enfant. Nous sommes convaincus que
ce traitement, administré en temps voulu et conduit méthodiquement, sera toujours couronné de
succès.

Nous ne préconisons que la médication iodée, par
ce motif que c'est la seule qui soit pour ainsi dire
entrée dans les mœurs, et à laquelle les familles se
soumettent plus facilement, car, dans les campagnes
surtout, pour obtenir du succès, l'homme de l'art
doit tenir compte et des ressources et de la volonté
de ses clients.

Nous arrivons maintenant à un point très délicat
de la question sur lequel nous sommes en désaccord
avec les autorités les plus compétentes et les usages
universellement établis : nous voulons parler du
goitre comme cas d'exemption du service militaire.
Plus que tout autre, nous voudrions voir l'armée

débarrassée de ces non-valeurs qui peuplent les infirmeries et les hôpitaux militaires; mais il faut se demander ici si un homme qui a ce qu'on appelle vulgairement le cou gros peut, oui ou non, faire un soldat. La connaissance que nous avons des goitreux nous permet de répondre par l'affirmative, car la plupart de ces jeunes gens sont de robustes gars qui ne le cèdent en rien, ni par la force musculaire, ni par les aptitudes, à ceux que le recrutement a jugés valides. Si l'on songe en outre que, du jour où ces jeunes gens ne seront plus exemptés, loin de se traiter pour faire développer leur goitre, ils se traiteront pour le faire disparaître, on peut prévoir que, d'une année à l'autre, le nombre des goitreux aura diminué de beaucoup devant les conseils de revision. Du reste, le changement de localité joint à l'administration facile des iodures, même à la caserne, garantit un heureux résultat, et pour l'armée et pour ces jeunes gens.

Il est en outre un intérêt beaucoup plus élevé et plus général pour les populations infectées, c'est le suivant. En exemptant du service militaire tous les goitreux, non seulement on les engage à ne pas se guérir, mais on les laisse pour ainsi dire maîtres du pays, où ils ne feront que concentrer l'endémie en engendrant des goitreux et des crétins.

Ce n'est pas sans une certaine hésitation que nous émettons ici une opinion qui n'est pas celle de nos maîtres de l'armée et qui pourrait être pour nous une source de désagrément dans notre pays natal; néanmoins, fort de nos convictions et de l'opinion de notre illustre maître, M. le professeur Bouchardat, nous ne pouvons nous empêcher de dire que, du jour où nous serons appelé comme expert devant un conseil de revision, ce sera toujours avec regret que nous déclarerons bon pour le service un jeune homme de santé médiocre qui peut devenir phthisique sous le sac, et que nous déclarerons impropre pour le même service un robuste goitreux qui y trouverait la guérison. Nous ne voulons pas dire qu'il faille faire un soldat avec un goitreux qui ne pourrait boutonner le col de sa tunique sans éprouver une gêne considérable de la respiration, mais nous ne pouvons nous empêcher de réclamer contre ce moyen abusif qu'emploient beaucoup de personnes pour échapper à l'impôt du sang; car c'est toujours avec la plus vive indignation que nous avons entendu des pères nous dire : « Mon fils a le goitre ,mais je ne le guérirai qu'après la conscription. »

On nous objectera que la plupart ayant la respiration gênée sont impropres à la marche. A cela nous répondrons : 1° qu'on les traite ; 2° qu'on peut les employer à des services qui ne nécessitent pas de longues marches : l'artillerie de forteresse, par exemple.

En résumé, la médication iodée d'une part, l'impôt du service militaire de l'autre, telles sont, à notre avis, les bases du traitement que nous croyons devoir opposer tant au goitre qu'au crétinisme.

CONCLUSIONS.

De ce qui précède nous croyons pouvoir conclure :

1° Que l'endémie goitreuse peut dans l'organisme localiser son action, non seulement sur le
corps thyroïde, mais aussi sur le thymus, et que
cette endémie que nous appellerons *goitrisme*, peut
produire le *goitre thyroïdien* et le *goitre thymique*.

2° Que le goitre thymique, gênant la circulation
en retour, produit l'hydrocépalie et, partant, le crétinisme.

3° Qu'en traitant comme un goitreux un enfant
menacé ou déjà entaché de crétinisme, on préviendra la dégénérescence à la condition de s'y prendre
à temps, avant la naissance s'il le faut.

Paris. — A. PARENT, imp. de la Fac. de médec., rue M.-le-Prince, 31.
A. DAVY, successeur.

www.ingramcontent.com/pod-product-compliance
Ingram Content Group UK Ltd.
Pitfield, Milton Keynes, MK11 3LW, UK
UKHW021746090726
13657UKWH00002B/965